JN057194

介護施設のための

できる！感染対策

改訂版

箕面市立病院 感染制御部 副部長

四宮 聡 著

Rh リーダムハウス

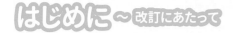

はじめに 〜 改訂にあたって

　本書は今から4年前に介護施設でできる感染対策をわかりやすく紹介する目的で初版が出ました。当時と決定的に違うのは新型コロナウイルスの出現です。そこで施設における新型コロナ対策を踏まえた感染対策を主眼に，この度，改訂版を刊行することになりました。

　この改訂版の執筆時点（2021年7月末）は東京オリンピック開催中でしたが，一方で新型コロナは猛威を振るっていました。2020年から続く世界的な流行は未だゴールが見えない霧の中にいる状況です。この感染症には介護施設，高齢者住宅，障害者施設，保育所など集団が生活を共にするあらゆる場所でより厳しい対策を求めています。クラスター（集団感染）もあちらこちらで発生しています。一方で以前から問題となっている薬剤耐性菌の増加も懸念されています。

　新型コロナウイルスに対してはこれまで病院や施設で取り組んできた感染対策が有効です。ただし，これらの対策を「正しい方法で徹底して行う」ことが前提条件となります。感染対策の基本である病原体がうつる道（感染経路）の遮断は，施設で今まで戦ってきたインフルエンザ，ノロウイルス胃腸炎，薬剤耐性菌感染症，疥癬，結核などに共通する対策であり，新型コロナウイルス感染症に対しても然りです。

　とは言え，手指消毒や手袋・マスクの着用，環境清掃を施設の日常業務に落とし込んで徹底することは容易ではありません。いつ・誰が・どのように行うかを職員のみなさん一人ひとりが理解し，実行に移して初めて感染対策として成立します。

　本書は新型コロナ対策を踏まえたこれからの感染対策の基本をイラストを多用してわかりやすく解説しています。本書が施設におけるコロナ時代の，そしてそれ以降の感染対策のスタンダードとしてみなさんの業務の一助となれば幸いです。

2021年9月

四宮　聡

箕面市立病院 感染制御部 副部長　感染管理認定看護師

目次

1 感染と防止の基本
～ヒトと病原体と感染

感染を防止するためには，まず感染についての正しい理解が必要です。この項ではヒトと病原体と感染の関係について基本的なお話をしていきます。

1 そもそも感染とは

私たちは日常会話で「インフルエンザをうつされた！」とか「新型コロナに罹ってしまった！」と言います。これは「インフルエンザウイルスや新型コロナウイルスに感染した」ということです。

感染とは，外から体内に病原体が入って病気を起こすことです。その感染によって様々な症状が生じた状態を感染症と言います。

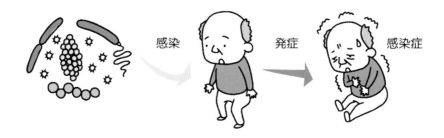

感染　発症　感染症

② 感染防止とは

　病原体に感染することを防ぐのが感染防止です。感染防止には「（人に）感染させない」と「（自分が）感染しない」の2つがあります。

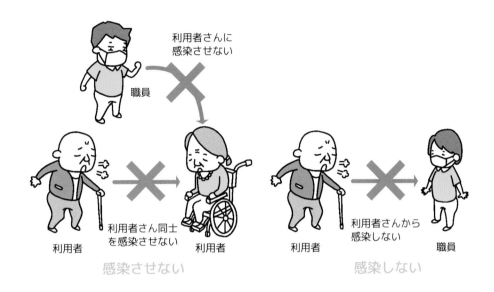

　「感染させない」，「感染しない」ためには病原体の移動をどこかで阻止する必要があります。病原体は自力で移動することはできません。彼らは潜んでいる場所（感染源）から何らかのかたちで運ばれることによって，もともといた場所から移動できるのです。この感染源がうつる道を感染経路と言います。

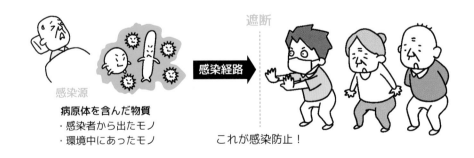

　感染防止とは，感染源と人間の間にできる病原体の感染経路を遮断することです。そして，その具体的な方法が手洗いやマスク着用といった感染対策です。

コラム 病原体って？

　病原体には，大きく分けて細菌，真菌，ウイルスの３つがあります。これらは生物学的に全く異なり，大きさも違います。ちなみにそれぞれの大きさは，細菌が１mmの1,000分の１，ウイルスはさらに小さく１mmの100万分の１とものすごく小さいです。真菌（カビ）は１mmの100分の１程度で細菌やウイルスよりは大きいです。

細菌

　細菌は病原体の中で最も種類が多く，自己複製能力をもつ単細胞生物です。細菌は形状により球菌，桿菌，ラセン菌などがあり，グラム染色と呼ばれる検査法による分類では，グラム陽性菌とグラム陰性菌の２つのタイプに区別されます。

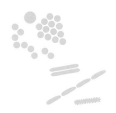

　　　主な細菌：黄色ブドウ球菌，緑膿菌，大腸菌，腸球菌，肺炎球菌，
　　　　　　　　インフルエンザ菌，セラチアなど

真菌

　真菌には，菌糸を形成する糸状菌と単細胞の酵母菌があります。いわゆるカビと称されるものです。感染対策上，特に注意しなければならない真菌としては，カンジダ属，アスペルギルス属，クリプトコッカス属がありますが，施設で困ることの多い水虫も白癬菌という真菌の一種です。

ウイルス

　ウイルスは細胞を持たず自己増殖できないためヒトの細胞に寄生してそこで増殖します。主なウイルスは遺伝子の違いからDNAウイルスとRNAウイルスに分けられます。

　　　主なウイルス：インフルエンザウイルス，新型コロナウイルス，ノ
　　　　　　　　　　ロウイルス，Ｃ型肝炎ウイルス，ヒト免疫不全ウイ
　　　　　　　　　　ルス，ライノウイルス など

治療薬：感染症の治療薬を抗微生物薬と言います。抗微生物薬には細菌に対する抗菌薬（抗生物質とも言います），真菌に対する抗真菌薬，ウイルスに対する抗ウイルス薬などがあります。風邪やインフルエンザを起こすのはウイルスですから，抗菌薬で風邪を治療することはできません。

❸ 感染源について

　細菌でもウイルスでも自らの体をむき出しにして，細菌だけ，ウイルスだけで独立して存在することはありません。必ず何らかの物質の中に潜むかたちで存在しており，ヒトから排出されるもので言えば，飛沫（唾液），血液，痰，膿，嘔吐物，尿，便などがあります。こうした感染性をもつ物質を感染源として取り扱うのが感染対策の基本です。

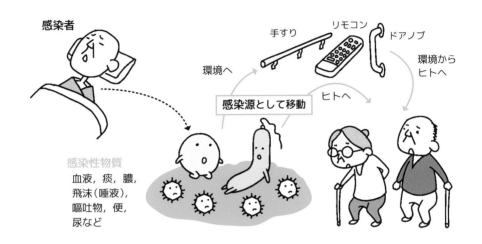

　ここで覚えておいていただきたいのは，病原体によって潜んでいる物質（感染源）が異なるということです。感染対策上，注意すべき病原体が潜む主な感染源は以下の通りです。

感染源		感染源に潜む注意すべき主な病原体例
血液		B 型肝炎ウイルス，C 型肝炎ウイルス，ヒト免疫不全ウイルス
痰		呼吸器系の感染症を起こす様々な細菌
膿		MRSA，緑膿菌などの細菌
飛沫（唾液）		インフルエンザウイルス，新型コロナウイルス，マイコプラズマなど
飛沫核		結核菌，麻疹ウイルス，水痘 - 帯状疱疹ウイルス
嘔吐物		ノロウイルス
尿		大腸菌など尿路系の感染症を起こす細菌
便		ノロウイルス，クロストリディオイデス（クロストリジウム）・ディフィシル

④ 感染経路について

　病原体が潜んでいる物質（感染性物質）がヒトの体内にうつる道，つまり感染経路には①**触る**（接触），②**飛ぶ**（飛沫），③**漂う**（空気）の３つがあります。これにより感染の形態もそれぞれ接触感染，飛沫感染，空気感染に分かれます。

1 接触感染

　病原体を含んだ感染性物質を手指で触り，その手指が別のところを触ることで病原体は移動します。つまり，病原体にとって人間の手指は，格好の移動手段というわけです。これによって起こる感染を接触感染と言います。生活の中で手指はいろんなモノに触れますから感染源となる物質に潜む病原体も細菌やウイルスなど多種類にわたります。

接触感染

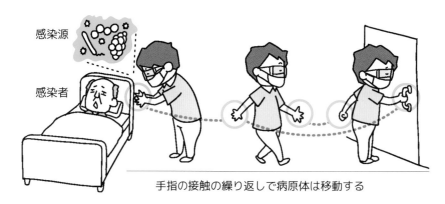

感染源
感染者

手指の接触の繰り返しで病原体は移動する

接触感染の感染源		感染源に潜む主な病原体例
痰		呼吸器系の感染症を起こす様々な細菌
膿		MRSA，緑膿菌などの細菌
嘔吐物		ノロウイルス
尿		大腸菌など尿路系の感染症を起こす細菌
便		ノロウイルス，クロストリディオイデス（クロストリジウム）・ディフィシル
皮膚落屑		疥癬虫（ヒゼンダニ），白癬菌（水虫）

② 飛沫感染

　くしゃみや咳をすると飛沫が口から飛び出しますが，その中に潜んでいる病原体も一緒に飛び出て約1～2mの距離を移動します。この飛沫を他の人が口や鼻から吸い込んで起こる感染を 飛沫感染 と言います。飛沫感染を起こす病原体には，インフルエンザウイルス，新型コロナウイルス，マイコプラズマなどや風邪を起こす様々なウイルスがあります。

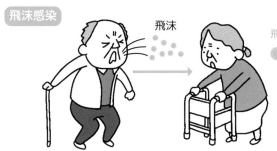

飛沫感染

飛沫

咳やくしゃみで病原体が移動する

飛沫感染の感染源に潜む病原体
● インフルエンザウイルス，新型コロナウイルス，風疹ウイルス，マイコプラズマ，百日咳菌，風邪を起こすウイルスなど

③ 空気感染

　くしゃみや咳で出た飛沫はまわりの水分が蒸発すると，中にあった飛沫核が残って空気中を浮遊します。この飛沫核に病原体が潜んでいれば，同じように浮遊しながら空気中を移動します。それを他の人が口や鼻から吸い込むことによって起こる感染を 空気感染 と言います。空気感染を起こす病原体には，結核菌，麻疹ウイルス，水痘‐帯状疱疹ウイルスがあります。

空気感染

空気中を浮遊する粒子（飛沫核）に潜んで病原体が空気中を移動する

飛沫核

空気感染の感染源（飛沫核）に潜む病原体
● 結核菌，麻疹ウイルス，水痘‐帯状疱疹ウイルスなど

④ エアロゾル感染

　空気中に浮遊する固体または液体の粒子（エアロゾル）を吸い込んで引き起こされる感染を エアロゾル感染 と呼んでいます。新型コロナウイルス感染症における感染経路の一つとして有名になりましたが，空気感染とは異なり，その定義は確立されていません。

5 感染経路の遮断

　感染を防止するというのは，病原体を含んだ感染源の移動を遮断することです。前項で主な感染経路（接触・飛沫・空気）を紹介しましたが，ここではどうやって遮断するかをお話します。

　簡単に言うと，感染源の移動は次の２つしかありません。

①人（の手指）に運ばれる。

②空気中を飛ぶ（１〜２ｍ程度），あるいは浮遊する。

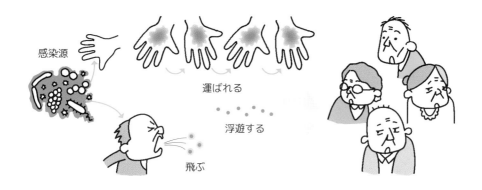

　これらの移動を遮断する方法は，大きく分けて次の２つです。

1 感染源を運ばない

　接触感染のところでお話しましたが，病原体にとって人間の手指は格好の移動手段です。施設内の環境表面や利用者さんに付着して，その場にとどまっていた感染源に触れることによって手指に付着し，そのまま別の場所に移動すれば，感染源（病原体）もいっしょに運ばれてしまいます。では，感染源を運ばないようにするには，どうしたらよいでしょう。方法は２つです。

　　　・感染源が運ばれないように，その場で除去する。
　　　・運んできた感染源を何かに触れる前に除去する。

　これら２つを実践することで接触感染する病原体の感染経路を断つことができます。

　感染源をその場で除去するためには環境清掃が必要です。私たちの生

14

活空間は無菌ではありません。特に人の手指がよく触れる環境表面は多くの菌が付着していますから，あらかじめ拭き取って人に運ばせないようにします。具体的には，人の手がよく触れる部分の清拭が大切です。清掃は，利用者さんが快適に生活できるように環境を清潔に保つと同時に感染対策としても重要なのです。

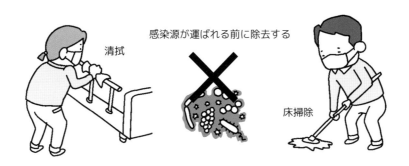

清拭

感染源が運ばれる前に除去する

床掃除

　もうひとつは手指衛生です。病原体が潜む物質に触れてしまった手指は，それ自体が感染源になっていると考えます。ですから，次にどこかに触れる前に病原体を取り除いておかなければなりません。ヒトは，場所によって違いますが，例えば前腕の皮膚で 1 cm^2 あたり 11,000 個以上

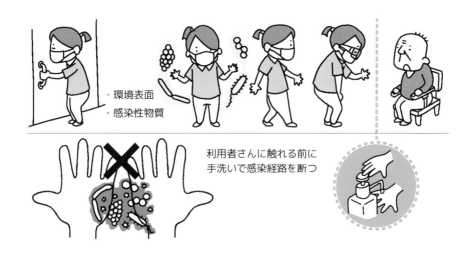

・環境表面
・感染性物質

利用者さんに触れる前に
手洗いで感染経路を断つ

コラム　手指衛生には手指消毒と手洗いがある

　石鹸と流水で手を洗う方法は，一般的によく知られている「手洗い」です。このほかにアルコール消毒薬による「手指消毒」があります。手指衛生は，「手洗い」と「手指消毒」の2つを意味します。

の菌がいることがわかっています。したがって，利用者さんへのケアの前後には感染防止として必ず手指衛生を行い，次の利用者さんへのケア時には手指を清潔な状態にしておく必要があるわけです。これが感染対策の第一歩です。不潔な手指で利用者さんに触れることは，例えて言えば，シートベルトをせずに車を運転するくらい危険な違反行為だということです。手指衛生については後の項（p.23〜）で詳しくお話します。

コラム 薬剤耐性菌〜施設への持ち込み

　　細菌の中で特に問題となるのが耐性菌と呼ばれるものです。耐性菌とは，治療薬である抗菌薬が効かない細菌のことで，中でも複数の種類の抗菌薬が効かない耐性菌を多剤耐性菌と言います（表 1）。

表 1　医療現場で問題となる主な多剤耐性菌

グラム陽性球菌	メチシリン耐性黄色ブドウ球菌（MRSA） バンコマイシン耐性腸球菌（VRE） ペニシリン耐性肺炎球菌（PRSP）
グラム陰性桿菌	基質特異性拡張型βラクタマーゼ（ESBL）産生菌 メタロβラクタマーゼ（MBL）産生菌 カルバペネム耐性腸内細菌科細菌（CRE） 多剤耐性緑膿菌（MDRP） 多剤耐性アシネトバクター（MDRA）

　　これらの耐性菌を暗記する必要はありません。それよりも大切なことは，感染対策では「感染」だけではなく，ただ菌を持っているだけの状態，すなわち保菌もリスクになるということです。現在，医療機関では耐性菌が切実な問題となっています。では，施設であれば大丈夫でしょうか。答えはノーです。施設の利用者さんも何らかの病気を発症すれば入院となります。入院中に感染症を発症すれば，抗菌薬による治療を受けることになりますし，そうでなくても耐性菌を保菌する可能性があります。こうした状態で退院して施設に戻ってくると，耐性菌が施設に持ち込まれることになります。一方で，筆者の経験では，施設から入院される患者さんが耐性菌を保菌している例も珍しくありません。施設では，耐性菌が持ち込まれたとしてもそれを確認することは難しいでしょう。また全ての検査を行って調べることは不毛な行為です。地域の様々な場面（在宅・施設・病院）で医療が提供される現況では，人の移動とともに耐性菌も移動していると認識しましょう。耐性菌の多くは接触感染を感染経路とすることが知られていますから，施設の感染対策としては，日頃から手指衛生や環境清掃を徹底することが重要になります。

② 感染源をシャットアウト！

　インフルエンザや新型コロナウイルス感染症，風邪症候群などに罹った患者さんが咳やくしゃみをすることで口から飛び出す飛沫は立派な感染源です。感染者から出た飛沫には感染症を起こす病原体がたくさん含まれているからです。これらの飛沫を別の人が口や鼻から吸い込めば，感染してしまう可能性が高くなります。吸い込まないようにするにはマスク（サージカルマスク）を着けて物理的に遮断するしかありません。

　インフルエンザの流行期になると多くの人は自分が感染しないためにマスクを着けます。しかし，感染した人が咳やくしゃみなどで飛沫を飛ばして他人に感染さないためにマスクを着用することも重要です。これを咳エチケットと言います。咳エチケットの重要性は新型コロナウイルスの出現によってますます高まってきました。もし，利用者さん，職員，面会者が咳をしていたら何らかの呼吸器感染症に罹っている可能性があると考えてマスクを着けてもらうことが大切です。

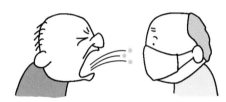 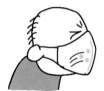

感染源を吸い込まない　　　　　　　　　感染源を吐き出さない
　　　　　　　　　　　　　　　　　　　　　　　咳エチケット

　ここまでのお話は，病院や施設，グループホームを問わず集団にケアが行われる場では共通する感染防止の基本です

　もう一度復習しますと，ポイントは以下の3つです。

①感染防止には，「**感染させない**」「**感染しない**」の2つがある。
②感染防止とは，「**感染経路の遮断**」である。
③感染経路の遮断とは，「**感染源を運ばない**」「**感染源をシャットアウトする**」ことである。

❻ 感染対策には２つある－日頃の対策と感染発生時の対策

　さて，感染防止の基本を踏まえた上で知っておいていただきたいことがあります。感染対策には２つの段階があるということです。みなさんが日頃行う感染対策は利用者さんが感染症に罹らないよう予防的に取り組むべきもので，これがベースの対策になります。しかし，利用者さんが感染症に罹った時は，感染を周囲に拡げないために感染を起こしている病原体をターゲットにした追加の対策が必要になります。日頃行うベースの対策を標準予防策，感染発生時に追加で行う対策を感染経路別予防策と言います。

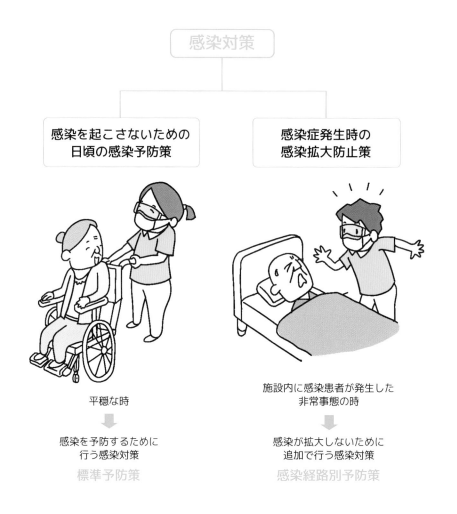

感染対策

感染を起こさないための
日頃の感染予防策

感染症発生時の
感染拡大防止策

平穏な時

感染を予防するために
行う感染対策

標準予防策

施設内に感染患者が発生した
非常事態の時

感染が拡大しないために
追加で行う感染対策

感染経路別予防策

　では，次項から２つの感染対策について実践的な対応のポイントを中心にお話していきます。

2

感染を起こさないための
日頃の予防策

　この項では，みなさんが日々の業務の中でやっておくべき感染予防策の概要についてお話します。

1 備えあれば憂いなし

　施設の中に感染症に罹っている人が誰一人いない平穏な日々であっても感染対策は実施しておかなければなりません。日頃の備えです。備えとしての感染対策は，私たちの目に見えない病原体が"そこにいる"と想定して予防策を日々当たり前のように実施することによって，起きてしまうかも知れない感染を未然に防ぐということです。

日頃の備えが大事！

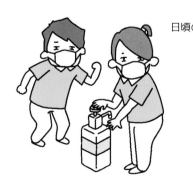
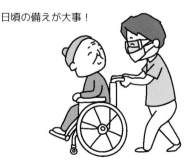

２ 感染源を運ばない

私たちが日常の感染対策として第一にやらなければならないのは，手指で「**感染源を運ばない**」ことです。施設内の環境は，いたる所に微生物が住みついています。ただ私たちの目に見えないだけです。その証拠に，いろんな所を触った後の手のひらを調べてみると数えきれないほどの菌が付着しています。

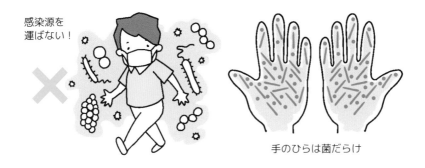

感染源を運ばない！

手のひらは菌だらけ

３ 手指衛生と環境清掃で感染源の移動を阻止

「感染源を運ばない」ために現場でみなさんが毎日取り組まなければならないことは大きく分けて２つあります。ひとつは手指衛生，もうひとつは環境清掃です。

手指衛生は，感染源を他の人のもとへ運ぶことを阻止します。環境清掃は，感染源が運ばれる前に取り除くことで病原体の移動を阻止します。

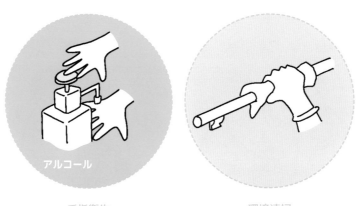

アルコール

手指衛生　　　　　　　　　　環境清掃

④ まずは接触感染を予防する

　施設やグループホームを利用している方々は，日常生活動作（ADL；Activities of Daily Living）が低下していることが多く，寝たきりの方もいれば，歩行，食事，排泄，入浴，衣類の着脱などで様々な介助が必要な方もいます。みなさんは介助の際，こうした利用者さんに接触する機会はたくさんあります。

　病原体は，接触によって感染するものが圧倒的に多いとされています。したがって，みなさんが介助で利用者さんに接触する機会があればあるほど接触感染のリスクが生まれるわけですから，日頃の感染予防策としてこまめに手指衛生を行うことが極めて重要となります。

日常ケアの様々な場面で
利用者さんに接触する

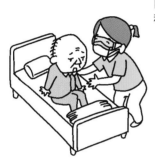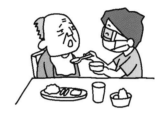

※新型コロナ対策
としてマスクと
ゴーグルを着用

コラム　標準予防策

　日頃の備えとして行う感染対策は，目に見えない病原体が"そこにいる"と想定した予防策です。病原体は人間の体内から出る様々な物質（血液，粘液［痰，膿など］，飛沫［唾液］，嘔吐物，尿，便など）の中に潜んでいて，感染性物質として環境表面に付着しています。つまり，施設や病院では，いたる所に感染源が存在し，いつでも人に感染を引き起こす状況にあるのです。

　このように病原体が"そこにいる"と想定して行う日々の予防策を標準予防策（スタンダード・プリコーション）と言います。標準予防策は米国疾病管理予防センター（CDC）が公開した感染予防策で，世界中の医療機関・施設ではこの予防策を徹底すべく日々努めています。この項でお話した日頃の備えとして当たり前に行うべき感染対策は，まさに標準予防策なのです。

5 備えとしての新型コロナウイルス対策

　新型コロナウイルスの出現によって日常生活でのマスク着用は今や当たり前の行為となってきました。施設における利用者さんへの介助・援助においても，これまでマスク着用が必ずしも必要でなかった場面であっても今はマスク着用が必須となっています。新型コロナウイルスへの具体的な対策は後述（p.50~）しますが，新型コロナウイルスの体内への侵入経路は，鼻や口からの侵入と，手を介した目からの侵入であることがわかっていますから，マスク着用と手指衛生，そして室内換気がウイルスが体内に入る感染経路を遮断する重要な防御策となっています。

　理想的には利用者さん，施設職員のみなさんの双方がマスクを着用できればよいのですが，多くの場合，利用者さんが常時マスクを着用することは困難であると思われます。したがって，利用者さんのケアにあたる場合，職員のみなさんは「自分が感染しない」「利用者さんに感染させない」目的でマスクを着用することに加えて，「自分が感染しない」ためにゴーグルあるいはフェイスシールドで目からのウイルス侵入も防ぐことが必要です。万が一，施設内で陽性者が出た場合に長期（14日間）の就業制限を要する濃厚接触者対策としても重要です。

　新型コロナウイルス感染症の流行が終息するには，まだまだ時間がかかります。しかもインフルエンザのような季節性の感染症とは異なり，新型コロナウイルス感染症は今のところ通年で流行をみせています。施設で利用者さんにケアを行う時には，年間を通してマスクとゴーグル（あるいはフェイスシールド）を着用することを徹底して日常的に備えておくことが今後も求められるでしょう。それがこれからのスタンダードな感染対策になっていく可能性があります。

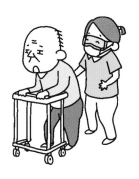
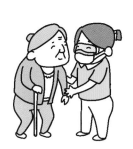

日頃の感染予防策①
手指衛生

　私たちは幼い頃から，食べる前には「手を洗いましょう！」と教えられてきました。これは自分が**「感染しない」**ための感染予防です。

　しかし，介助や援助を通して利用者さんと頻繁に接触する機会を持つみなさんに求められるのは，利用者さんに**「感染させない」**ための「手指消毒」や「手洗い」といった手指衛生です。

自分が感染しない手洗い　　　　利用者さんを感染させない手指衛生

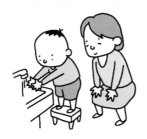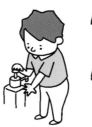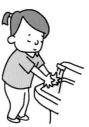

　みなさんが行う手指衛生は，感染源を他へ運ばないために行うものです。手指から感染源となりうるものをしっかり取り除いた上で利用者さんの介助・援助にあたらなければなりません。とは言え，やみくもに手を洗えばよいというわけではありません。必要な時に適切な方法で手指衛生を行うことが大切なのです（方法・消毒薬量・タイミングが大事！）。

❶ 手指衛生法の選択－手指消毒か手洗いか

　手指衛生の方法には大きく分けて2つあります。ひとつはアルコール消毒薬を手指に擦り込む手指消毒，もうひとつは石鹸と水道水による手洗いです。どちらも手指に付着した汚れや菌の数を減らして，手指を清潔にするための方法です。では，みなさんが実際に行う手指衛生は，どちらの方法で行えばよいでしょうか？どちらでもよいのでしょうか？

　実は，感染対策として手指衛生を行う際は，以下のように使い分けることが推奨されています。

　◉ 手指に汚れがない時→アルコール消毒薬による手指消毒
　◉ 手指に汚れがある時→石鹸と水道水による手洗い

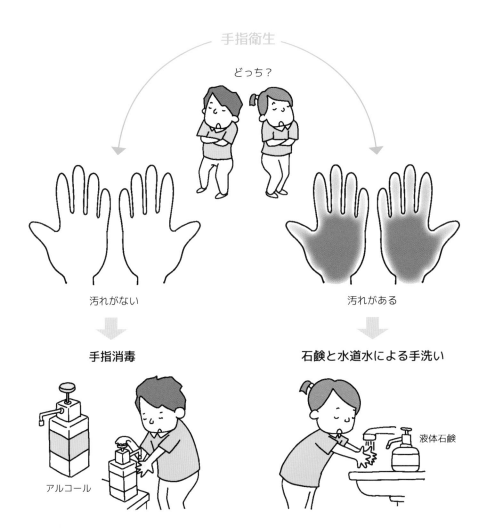

> **コラム** アルコール消毒薬と石鹸
>
> 　手指消毒と手洗いの違いは，手指消毒が病原体を化学的に殺滅するのに対し，手洗いは洗浄により病原体を物理的に洗い流すことです。
>
> 　アルコール消毒薬は手指に付着した菌やウイルスを短時間で殺滅する効果があります。また，持ち運びが可能ですぐに乾くことも忙しい職員のみなさんにとっては使いやすい利点と言えるでしょう。ただし，アルコールはノロウイルスや芽胞を持つ細菌〔クロストリディオイデス（クロストリジウム）・ディフィシル，バシラス・セレウスなど〕には殺菌効果が極めて低いと言われています。
>
> 　一方，石鹸は，手指に付着した垢，汚れ，有機物を微生物もろとも物理的に取り除く作用がありますから，手指に汚れがある時は石鹸を使って汚れを取り除き，水道水で洗い流します。アルコールに抵抗性のある微生物に触れた可能性がある場合も石鹸と水道水で手洗いします。
>
> 　これら2つの方法のどちらかを用いるのが手指衛生ですので，基本的に手洗いの後にアルコール消毒を行う必要はありません。
>
>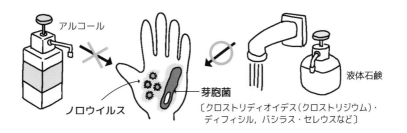

　みなさんが利用者さんの介助にあたって手指衛生に気を配るべき機会は，家庭での手洗いとは比べものにならないほど多く，たとえ手指に汚れがなくても行わなければなりません。しかし，その度に手洗い場に行って石鹸と水道水で手を洗うわけにはいきませんし，それによって手洗い頻度が下がってしまっては困ります。

　そこで，日常の感染予防策としては，いつでも，どこでも手軽に使える<u>アルコール消毒薬を使った手指消毒が手指衛生の基本</u>となります。だたし，手指に汚れがある時は石鹸と水道水でしっかり洗い流してください。

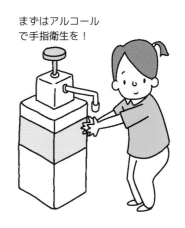

まずはアルコールで手指衛生を！

❷ 手指衛生の正しい手順と方法

　手洗いで大切なことは，洗い残しがないようにすることです。自分ではできているつもりでも，洗い残している部分があるのです。特に指と指の間，親指，各指の爪の周辺は洗い残しが多い部分ですので注意が必要です（図1）。洗い残しがある部分は細菌などの病原体が付着したままになっているので，次の利用者さんに触れた時にうつる可能性があります。そうならないために手指衛生の正しい方法を身に付けて洗い残しがないようにしておくことが大切です。

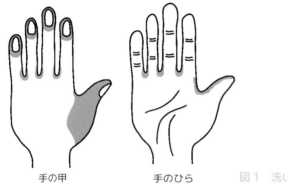

手の甲　　　　　　　手のひら　　　図1　洗い残しが多い部分

　また長い爪，指輪，マニキュア，腕時計などは要注意です。腕時計をしたままではそもそも手首を洗えませんし，爪の裏側には多くの細菌が付着しています。指輪の内側もそうです。剥がれかかったマニキュアと爪の間にも細菌は潜んでいます。手指のこうした状態は意外と洗い残しの盲点となりますので注意しておいてください。

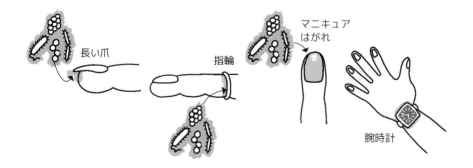

長い爪　　　　　　　　　　　指輪　　　マニキュア　はがれ

腕時計

　アルコール消毒薬を使った手指消毒，石鹸と水道水による手洗いの正しい手順と方法について次にお示しします。

アルコール消毒薬による手指消毒の手順と方法（例）

手指衛生の基本は速乾性擦式アルコール消毒薬による手指消毒です。

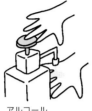

アルコール

● 手に載せるアルコール量は1回1プッシュ[※]。

※製品の規定に従ってください。

● 15秒以上かけて以下の①〜⑧の手順で擦り込む。

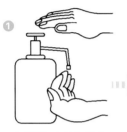

❶ お椀状に丸めた手のひらに消毒薬をのせ，指先を消毒する。

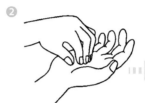

❷ 左手の指先を握るかたちにして右手のひらの中央に置き，回転させながら擦る。逆も同じ。

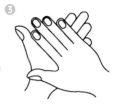

❸ 手のひら同士を擦り合わせる。

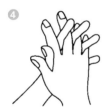

❹ 手のひら同士を合わせ，指を広げて組み合わせて擦る。

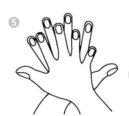

❺ 右手のひらを左手の手背にかぶせ，指同士を組むように擦る。逆も同じ。

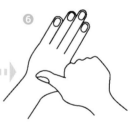

❻ 左手親指を右手のひらで握り，回転させて擦る。逆も同じ。

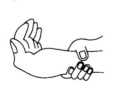

❼ 手首を擦る。両手首とも。

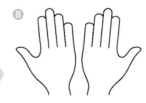

❽ 以上で正しいアルコール手指消毒は完了。

石鹸と水道水による手洗いの手順と方法（例）

　業務中に手指に汚れが付いた際は石鹸と水道水による手洗いで汚れ
を洗い落とします。ただし，汚れが付いていなくても，下痢や嘔吐を
している利用者さんの介助をした後は，アルコールに抵抗性のある菌・
ウイルスを想定して，石鹸と水道水による手洗いが必要です。また，
濡れた手は病原体を効率よく運ぶため手洗い後は乾燥も大切です。

石鹸と水道水による手洗いが必要な病原体
● ノロウイルス
● クロストリディオイデス（クロストリジウム）・ディフィシル※
（芽胞菌）
※抗菌薬投与により偽膜性腸炎を起こす菌

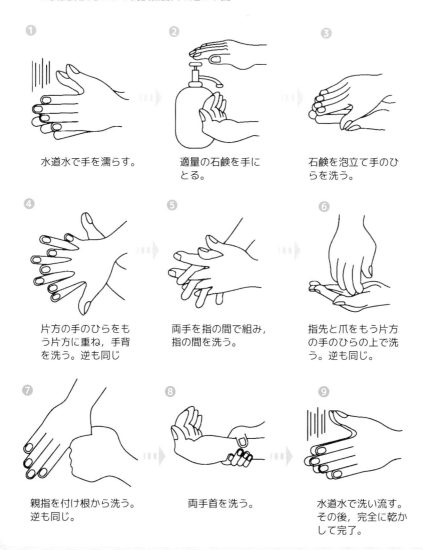

❶ 水道水で手を濡らす。

❷ 適量の石鹸を手にとる。

❸ 石鹸を泡立て手のひらを洗う。

❹ 片方の手のひらをもう片方に重ね，手背を洗う。逆も同じ

❺ 両手を指の間で組み，指の間を洗う。

❻ 指先と爪をもう片方の手のひらの上で洗う。逆も同じ。

❼ 親指を付け根から洗う。逆も同じ。

❽ 両手首を洗う。

❾ 水道水で洗い流す。その後，完全に乾かして完了。

3 手指衛生のタイミング

　みなさんが施設で感染対策として手指衛生を行う第一の目的は，感染源を利用者さんのもとに運ばないことにあります。そこで重要なのが手指衛生のタイミング，つまり「いつやるか」ということです。ここでは，業務中に頻繁に行わなければならないアルコール消毒薬による手指消毒のタイミングについてお話します。

いつ消毒するの？

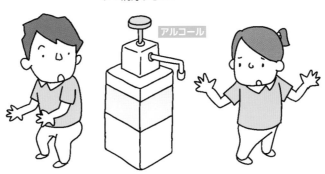

　よく「1ケア（処置）1手洗い」と言われますが，いつ手指衛生を行えば良いのでしょうか。答えは，利用者さんへのケアで**直前に1回，直後に1回**が正しいタイミングです。利用者さんに触れる前と触れた後に1回ずつということですね。したがって，正確には「**1ケア（処置）2手洗い**」ということになります。触れる前の手指消毒は利用者さんのもとに感染源を運ばないために，触れた後の手指消毒は利用者さんに付着している菌を他に運び出さないために行います。このタイミングを守らないと病原体の感染経路を断つことはできません。

ケア前　　　　　　　　　　　　　　　　　　　　　ケア後

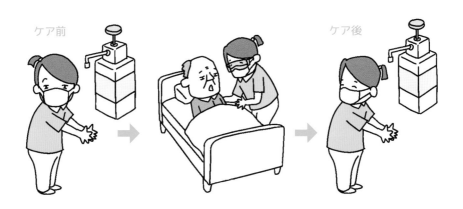

ケアと手指衛生のタイミング（例）

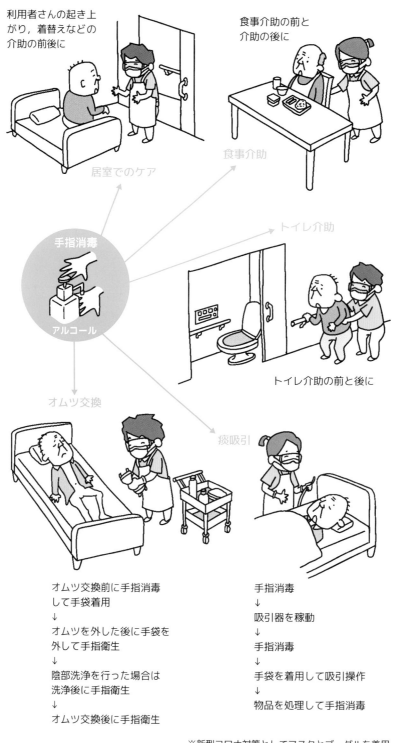

利用者さんの起き上がり，着替えなどの介助の前後に

居室でのケア

食事介助の前と介助の後に

食事介助

手指消毒

アルコール

トイレ介助

トイレ介助の前と後に

オムツ交換

痰吸引

オムツ交換前に手指消毒
して手袋着用
↓
オムツを外した後に手袋を
外して手指衛生
↓
陰部洗浄を行った場合は
洗浄後に手指衛生
↓
オムツ交換後に手指衛生

手指消毒
↓
吸引器を稼動
↓
手指消毒
↓
手袋を着用して吸引操作
↓
物品を処理して手指消毒

※新型コロナ対策としてマスクとゴーグルを着用

3

日頃の感染予防策②
環境清掃

手指衛生と並んで "感染源を運ばない" ために日頃からやっておかなければならないのが環境清掃，つまり「そうじ」です。

清掃の目的は環境表面の埃や汚れを取り除くことです。しかし，施設で行う清掃は単なる「そうじ」ではなく，感染対策の一環でもあるのです。なぜなら，埃や汚れには様々な病原体が付着していますから，清掃は感染経路を遮断するためにとても重要な予防策なのです。

しかし，漫然と清掃すればよいというわけではありません。清掃する環境表面は，人の手指がよく触れて汚れやすい場所とそうでない場所を分け，人の手指が頻繁に触れる環境表面を重点的に清掃していきます。

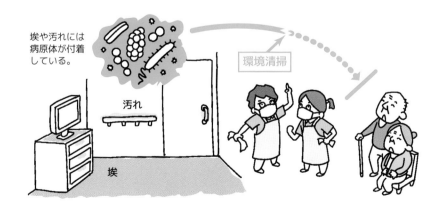

埃や汚れには病原体が付着している。

環境清掃

汚れ

埃

1 手指が頻繁に触れる環境表面の清掃

　手指が頻繁に触れる環境の表面は日々の生活と密接に関係した1日に何回かは必ず触れる場所で，いわば感染源の中継地点です。こうした表面（高頻度接触面）は，**1日1回**は必ず清掃しましょう。

日常の清拭手順の基本

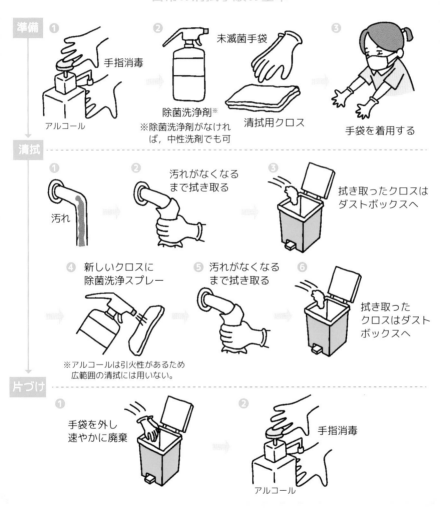

★注意点

◎血液や体液などによる汚れには汚れの除去の後，次亜塩素酸ナトリウムで清拭する（➡次亜塩素酸ナトリウムでなければ菌やウイルスを不活化できないため）。

◎日常の清拭においては消毒剤は使用しない（➡吸入毒性があるため）。

◎環境清掃において消毒剤の噴霧は行わない（➡噴霧ではムラがあり，確実性で劣るため。また，職員が消毒剤を吸い込んでしまう恐れがあるため）。

◎アルコール系の消毒剤は引火性があるため広範囲の清拭には使用しない。

2 手指が触れることの少ない表面の清掃

　日常の生活において手指が触れることがほとんどない床などの環境表面（低頻度接触面）に対しては定期的な清掃を行います。ただし，汚れが生じた時は，その都度実施します。低頻度接触面は，床などの水平面と壁や窓といった垂直面に分かれます。水平面は埃がたまりやすいので，しっかりと埃を除去しておく必要があります。

床の清掃

　居室や廊下などの床は，汚れや埃の除去を目的にモップがけで清掃を行います。モップがけは埃が舞い上がらないように注意しながら水平面では奥から手前の一方向に，垂直面では上から下の一方向に行います。

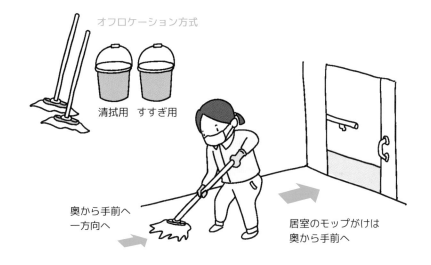

オフロケーション方式

清拭用　すすぎ用

奥から手前へ
一方向へ

居室のモップがけは
奥から手前へ

床に血液・体液などの汚れがある時は，まず汚れを清拭除去してからモップがけ

①未滅菌の使い捨て手袋を着用して汚染部分を清拭除去する。
②0.1-0.5％（1,000-5,000ppm）次亜塩素酸ナトリウムをしみ込ませたペーパータオルかクロスで清拭消毒する。
③清拭後のペーパータオルやクロスは感染性廃棄物※として分別処理する。
　※感染性廃棄物の規定は施設種別によって異なるため自治体等に事前に確認することが望まれる。

オフロケーション方式

　オフロケーション方式とは，清掃場所にモップとスペア（替え）を持参し，スペアモップに交換しながらモップがけする方法です。この方法は，清掃終了後に汚れたモップをまとめて洗うもので，途中で何度もゆすぐ（オンロケーション方式）必要がないため，清掃効率が上がり，かつ，汚染の拡散防止につながるメリットがあるとされています。

❸ 日常清掃の実際

1 居室

　居室は利用者さんの「生活の場」として最も関わりの深い空間です。したがって，利用者さんが日常生活で頻繁に手を触れる表面（高頻度接触面）を重点的に除菌洗浄剤を用いて湿式清拭します。

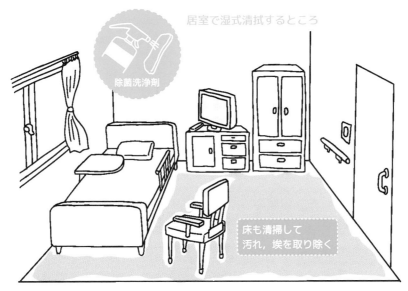

居室で湿式清拭するところ

除菌洗浄剤

床も清掃して
汚れ，埃を取り除く

※湿式清拭するところ：ドアノブ，ベッドまわり（柵），オーバーテーブル，TVリモコン，ロッカー・タンス，床頭台，棚，椅子（肘掛け），手すり，電源スイッチなど

2 廊下

　施設の廊下の清掃は，モップがけによる床の汚れや埃の除去と手すりやエレベーターボタン，居室のドアノブなどの高頻度接触面に対する湿式清拭が中心となります。高頻度接触面の清拭は1日1回。床清掃は定期的に行いますが，汚れがある時は，その都度モップがけして汚れを除去します。

　また，ノロウイルス感染症やインフルエンザが流行している時は，接触感染防止の強化対策として高頻度接触面の清掃頻度を増やすことも大切です。

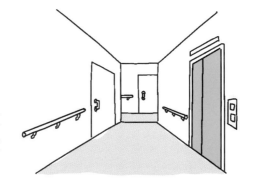

❸ トイレ

便や尿は感染源として注意すべきものであるためトイレの清掃は感染対策上，極めて重要です。清掃は汚染を拡げないために汚染度の低い場所から高い場所の順に行うことが原則となります。

トイレ清掃前の準備

・清掃用具（モップ，洗浄スプレー，スポンジブラシなど）を準備する。
・アルコール手指消毒を行う。
・ゴム手袋を着用する。

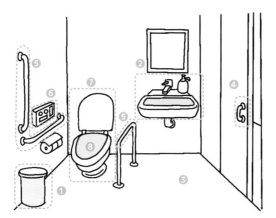

トイレ清掃の手順例

❶ ゴミを集める
❷ 手洗い場の清掃
❸ 床のモップがけ
❹ トイレのドアノブの清掃
❺ 手すりの清掃
❻ 便器の洗浄ボタンの清掃
❼ 便器の外側の清拭
❽ 便器の内側の清拭

トイレ清掃後の処理

・清掃した箇所のチェック（汚れ残りがないか確認）。
・清掃に使用したモップ，清拭クロスをビニール袋に密閉する。
・ゴム手袋を外し，ビニール袋へ。
・アルコール手指消毒を行う。

❹ 手洗い・洗面台

水まわりのような湿った場所，濡れた場所は，緑膿菌などの細菌やカビなどの真菌が繁殖しやすい環境です。したがって，洗面台や手洗い場所は乾燥した状態を維持しておくことが必要です。汚れを拭き取り，除菌洗浄剤※を含ませたクロスで清拭した後は，十分乾燥させることが感染源を生み出さないために極めて重要です。花や植物は手洗い場に置くのは極力避け，もし置く場合は，水の交換を定期的に行い，容器の下も忘れずに清掃します。

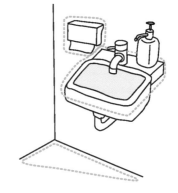

※除菌洗浄剤が望ましいですが，なければ，中性洗剤でも可能です。

5 浴室

　浴室は特に水気，湿り気の多い場所であり，細菌などが繁殖しやすい環境です。したがって，洗面台と同様に清掃後は乾燥が大切です。また，給水塔にレジオネラ菌が繁殖しているとシャワーを通じて浴室に入り込む恐れがあります。レジオネラ菌による感染症は重症化することもあるため，浴室につながる給水塔の衛生管理※も感染対策として重要です。

※浴槽水中の遊離残留塩素濃度を1日2時間以上0.2 〜 0.4mg/L に保ちます。

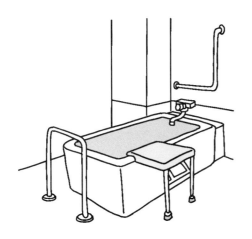

浴室の清掃手順（例）
❶手指消毒を行う。
❷浴室内をよく洗い流す。
❸除菌洗浄剤※で十分に洗浄し，流水でよくすすぐ。
❹浴槽・排水溝のぬめりは細菌が繁殖する原因となるため特に念入りに洗浄してぬめりを除去する。
❺黒ずみ部分は，洗浄剤で洗浄後に塩素系漂白剤で漂白する。
❻水気を拭き取り，しっかり乾燥させる。

※除菌洗浄剤がなければ，中性洗剤でも可。

コラム　手指衛生と手袋のカンケイ

　利用者さんのケアや環境清掃などでは手袋を着用しますが，手袋をはめる前と外した後は必ず手指衛生が必要です。「手袋をしていたので手指は汚れていない」という考えは誤りです。手袋の中は蒸れやすく菌の繁殖にうってつけの環境です。つまり，手袋を着けていたから手指は汚れていないとは限らないのです。また，手袋は一定の割合でピンホール（小さい穴）が存在しており，さらにケアの途中で気づかないうちに破れたり，穴が開くことがあります。したがって，手袋の着脱の前後では必ずアルコール消毒薬による手指消毒が必要となります。

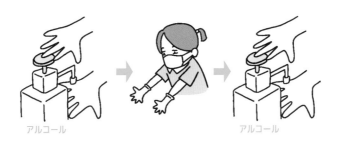

3

日常ケア

　施設での日常的なケアでは，利用者さんに「感染させない」，ケアを担うみなさんが「感染しない」ことが感染予防の原則となります。

　日常ケアには，口腔ケアやオムツ交換などのほかにADL（日常生活動作）が低下した利用者さんに対する痰吸引，胃瘻管理，尿道留置カテーテル管理といった医療的処置も含まれます。これらのケアや処置は，それ自体が感染リスクを伴うものです。

　なお，新型コロナウイルス対策が常時求められる現在の状況下においては利用者さんに接するすべての場面でケアに携るみなさんはマスクに加えてゴーグル（あるいはフェイスシールド）の着用を標準装備とし，手指衛生とももに徹底していかなければなりません。

さまざまな日常ケア

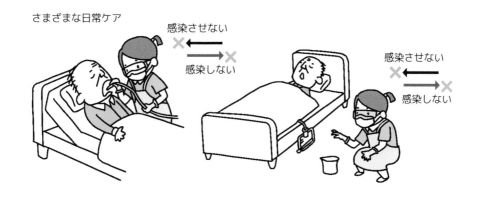

感染させない
感染しない
感染させない
感染しない

1 痰吸引

　医療処置を行わない施設でも咽頭の手前までの口腔内に限った痰の吸引は日常的に行われていると思います。痰の吸引は喀出力の低下した利用者さんにとっては欠かせないケアのひとつです。

　吸引操作は咳嗽反射や吸引器の操作に伴うエアロゾルの産生があるため正しい手順と個人防護具の着脱が重要です。

痰の吸引操作と吸引後の処理（例）

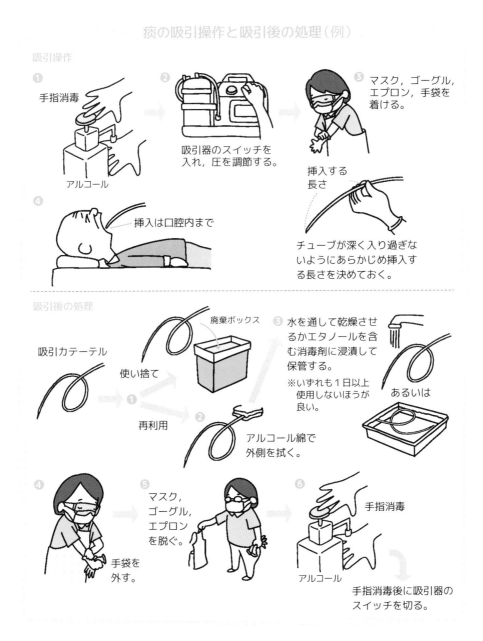

吸引操作

❶ 手指消毒
アルコール

❷ 吸引器のスイッチを入れ，圧を調節する。

❸ マスク，ゴーグル，エプロン，手袋を着ける。

挿入する長さ

チューブが深く入り過ぎないようにあらかじめ挿入する長さを決めておく。

❹ 挿入は口腔内まで

吸引後の処理

吸引カテーテル

使い捨て ❶ 廃棄ボックス

再利用 ❷ アルコール綿で外側を拭く。

❸ 水を通して乾燥させるかエタノールを含む消毒剤に浸漬して保管する。
※いずれも1日以上使用しないほうが良い。
あるいは

❹ 手袋を外す。

❺ マスク，ゴーグル，エプロンを脱ぐ。

❻ 手指消毒
アルコール
手指消毒後に吸引器のスイッチを切る。

❷ 胃瘻

　利用者さんの中で口から食べ物を摂取できない人には直接胃に栄養補給する**胃瘻**が造設されます。通常，胃の中は酸性ですから細菌が増殖することはないですが，経管栄養剤やチューブ，注入に使用する容器（イルリガートル）に汚染があると，薬剤耐性菌を保菌したり腸管感染症を合併したりする危険があるため胃瘻の衛生管理は重要です。また，胃瘻造設部周辺をこまめに清拭して清潔に保つことも感染予防の上で大切です。

栄養剤注入と胃瘻の衛生管理（例）

栄養剤注入の手順

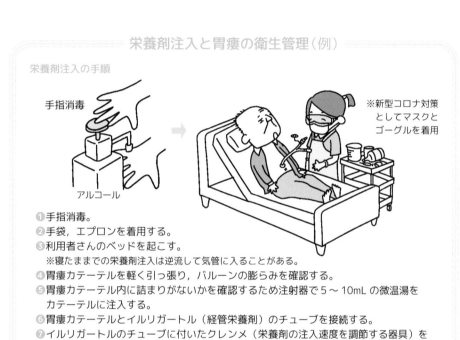

手指消毒

アルコール

※新型コロナ対策としてマスクとゴーグルを着用

❶手指消毒。
❷手袋，エプロンを着用する。
❸利用者さんのベッドを起こす。
　※寝たままでの栄養剤注入は逆流して気管に入ることがある。
❹胃瘻カテーテルを軽く引っ張り，バルーンの膨らみを確認する。
❺胃瘻カテーテル内に詰まりがないかを確認するため注射器で5〜10mLの微温湯をカテーテルに注入する。
❻胃瘻カテーテルとイルリガートル（経管栄養剤）のチューブを接続する。
❼イルリガートルのチューブに付いたクレンメ（栄養剤の注入速度を調節する器具）を閉めて，イルリガートルに栄養剤を入れる。
❽クレンメを緩めて栄養剤の注入を開始する（注入速度については配置医の指示に従う）。

胃瘻の衛生管理

手指消毒

アルコール　　未滅菌手袋を着用

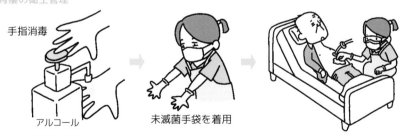

胃瘻のある利用者さんの入浴やシャワー時に胃瘻カテーテルを保護する必要はありませんが，入浴後やシャワー後は乾いたタオルでよく拭いて自然乾燥させます。

❶微温湯が浸み込んだガーゼで挿入部周囲を拭き取る。
❷カテーテル挿入部は微温湯含浸の綿棒で拭き取る。

❸ 尿道留置（バルン）カテーテル

　排尿障害のある利用者さんには尿道留置カテーテルが挿入されます。利用者さんにカテーテルが留置されると日常的にカテーテルの管理と尿の回収が必要となります。カテーテルが折れ曲がっていると尿の流れが妨げられてしまい，それによって尿路感染症の発症リスクが高くなりますからカテーテルの状態は注意深く観察しておく必要があります。また，採尿バッグに溜まった尿は感染源となりうるものですから回収する際は尿が飛散しないように適切な手順で行わなければなりません。

尿道留置（バルン）カテーテルの管理（例）

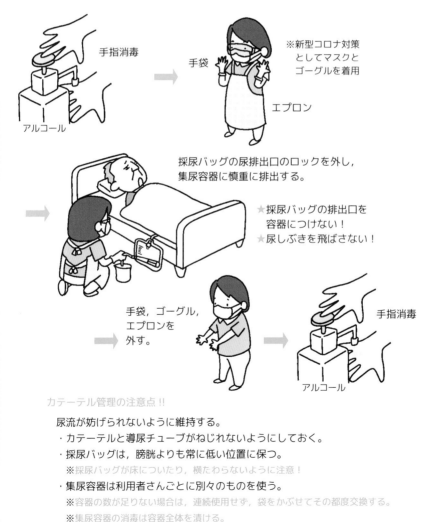

手指消毒

アルコール

手袋

エプロン

※新型コロナ対策としてマスクとゴーグルを着用

採尿バッグの尿排出口のロックを外し，集尿容器に慎重に排出する。

★採尿バッグの排出口を容器につけない！
★尿しぶきを飛ばさない！

手袋，ゴーグル，エプロンを外す。

手指消毒

アルコール

カテーテル管理の注意点 !!

尿流が妨げられないように維持する。
- カテーテルと導尿チューブがねじれないようにしておく。
- 採尿バッグは，膀胱よりも常に低い位置に保つ。
  ※採尿バッグが床についたり，横たわらないように注意！
- 集尿容器は利用者さんごとに別々のものを使う。
  ※容器の数が足りない場合は，連続使用せず，袋をかぶせてその都度交換する。
  ※集尿容器の消毒は容器全体を漬ける。

❹ オムツ交換

便には数多く（1g中に億単位！）の細菌が含まれています。したがって，オムツ交換で便を扱う際は，手指衛生，個人防護具の着用，ケア後の汚れた個人防護具の廃棄などを適切な方法とタイミングで行い，感染源を拡げないように注意しなければなりません。

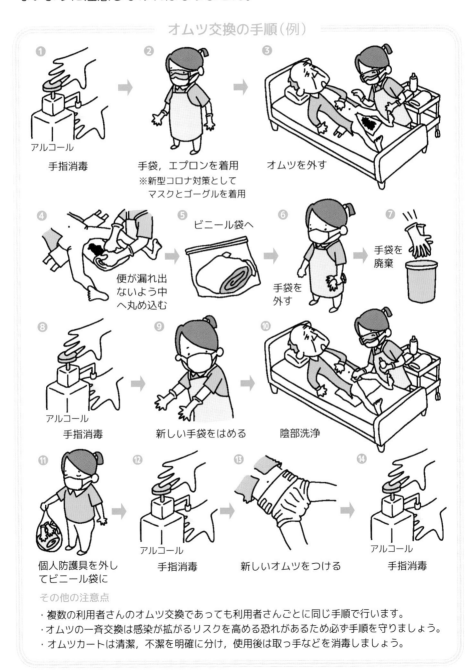

オムツ交換の手順（例）

❶ アルコール
手指消毒

❷ 手袋，エプロンを着用
※新型コロナ対策として
マスクとゴーグルを着用

❸ オムツを外す

❹ 便が漏れ出ないよう中へ丸め込む

❺ ビニール袋へ

❻ 手袋を外す

❼ 手袋を廃棄

❽ アルコール
手指消毒

❾ 新しい手袋をはめる

❿ 陰部洗浄

⓫ 個人防護具を外してビニール袋に

⓬ アルコール
手指消毒

⓭ 新しいオムツをつける

⓮ アルコール
手指消毒

その他の注意点

・複数の利用者さんのオムツ交換であっても利用者さんごとに同じ手順で行います。
・オムツの一斉交換は感染が拡がるリスクを高める恐れがあるため必ず手順を守りましょう。
・オムツカートは清潔，不潔を明確に分け，使用後は取っ手などを消毒しましょう。

5 口腔ケア

　利用者さんが自分で歯磨きなどをできない場合は口腔ケアが必要です。口の中には様々な細菌が常在菌として数多く住みついています。高齢者の場合，誤嚥によって口腔内の細菌が気管に入ると誤嚥性肺炎を発症するリスクが高まりますから日頃から口腔内を清潔にするケアが非常に大切になります。

口腔ケア（例）

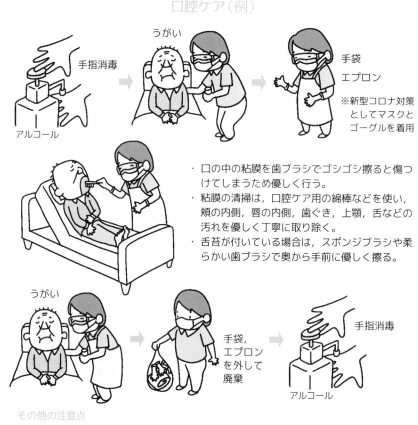

手指消毒
アルコール
うがい
手袋
エプロン
※新型コロナ対策としてマスクとゴーグルを着用

・口の中の粘膜を歯ブラシでゴシゴシ擦ると傷つけてしまうため優しく行う。
・粘膜の清掃は，口腔ケア用の綿棒などを使い，頬の内側，唇の内側，歯ぐき，上顎，舌などの汚れを優しく丁寧に取り除く。
・舌苔が付いている場合は，スポンジブラシや柔らかい歯ブラシで奥から手前に優しく擦る。

うがい
手袋，エプロンを外して廃棄
手指消毒
アルコール

その他の注意点
・歯ブラシは利用者さんの歯ブラシ同士がくっつかないように保管する。
・うがいの時は飛沫防止のためケア者は横か後ろに立つのが望ましい。

メモ 誤嚥性肺炎

　ものを飲み込む動作が正しく機能しないことを「嚥下障害」と言い，嚥下障害によって食べ物や飲み物，胃液などが誤って気管や気管支内に入ることを「誤嚥」と言います。誤嚥性肺炎は、細菌が唾液や胃液と一緒に気管や気管支を通って肺に流れ込んで生じる感染症です。

コラム 個人防護具

　マスク，手袋，エプロン，ゴーグル／フェイスシールドなどを「個人防護具（PPE；personal protective equipment）」と言います。感染から身を守るための道具です。新型コロナウイルスの出現によりマスクは人類にとって最も大切な個人防護具となりました。施設においても新型コロナ対策としてマスクとゴーグルは必須アイテムとなっています。

　個人防護具を着用する目的には２つあります。ひとつはケア中に利用者さんに「感染させない」こと，もうひとつはみなさんが「感染しない」ことです。マスクを着ける目的は利用者さんの飛沫を吸い込まない，みなさんの飛沫を利用者さんに飛ばさないためです。このように個人防護具はみなさんと利用者さんの双方を感染から守るためのものなのです。個人防護具は別の利用者さんのケアの際には新しい防護具に交換するという考え方が基本です。

　使用後の個人防護具は汚れていますから，それ自体が感染源となります。したがって，着用した個人防護具を外す時は，最も汚染を受けている手袋から順番（手袋➡エプロン➡ゴーグル➡マスク）に外していき，外した個人防護具は感染源を拡げないよう速やかに廃棄します。

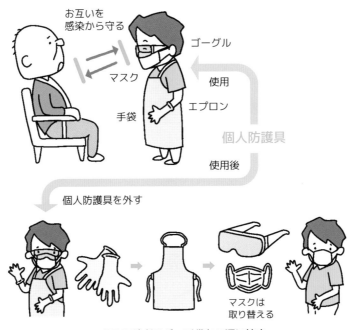

最も汚染がひどい手袋から順に外す

使用した使い捨ての個人防護具は，ビニール袋に密閉するか，感染性廃棄ボックスに廃棄する。

❻ 利用者さんの健康状態の観察

　日頃からやっておきたい感染対策の一環として利用者さんの健康状態の観察があります。それは少しでも早く利用者さんの異常に気づいて，もし感染症を発症しているのであれば，早期発見することによって速やかな治療の開始と感染拡大を未然にあるいは最小限に食い止めることが可能になるからです。

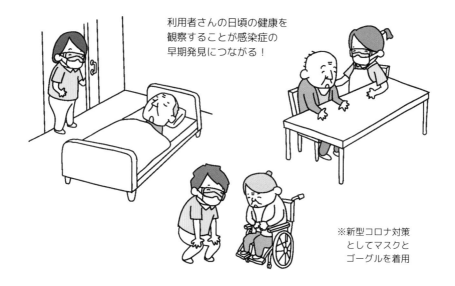

利用者さんの日頃の健康を
観察することが感染症の
早期発見につながる！

※新型コロナ対策
としてマスクと
ゴーグルを着用

　しかし，高齢者の場合，はっきりとした症状が出にくい傾向がありますから，利用者さんのちょっとした変化に気づくことが大切になってきます。食事摂取量や活気などの変化を察知できるのは日頃から利用者さんと接している職員のみなさんなのです。

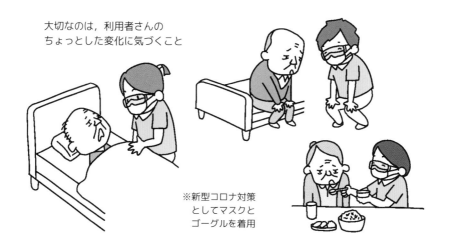

大切なのは，利用者さんの
ちょっとした変化に気づくこと

※新型コロナ対策
としてマスクと
ゴーグルを着用

　特に感染症と関連のある注意すべき症状としては，発熱，嘔吐・下痢，咳・痰・咽頭痛，発疹などがあります（表1）。これらの症状から総合的に判断して，早期に感染症に対応することが大切です。

表1　感染症に関連した主な症状と注意点

症状	注意点
発熱	●一般的に37.5℃以上あれば発熱と考える。 （平熱が低い人ではもう少し低く考慮） ●日頃の検温で利用者さんの体温のパターンを把握しておく。 ●急な発熱であれば感染症の可能性を考える。 ★顕著な体温上昇がないことも多いので，外見的な様子の変化や他の症状についても注意深く見ておく必要がある。
嘔吐・下痢	●急な嘔吐は脳血管疾患のほか感染症の可能性もある。 ●感染症では下痢を伴い，夏場は細菌性の食中毒による腸管感染症，冬場はノロウイルス感染症に特に注意する。 ●血便があれば，腸管出血性大腸菌（O157など）による感染症の可能性も考える。 ★嘔吐物や下痢便は感染源となり，急速な感染拡大を招く恐れがあるため，早期に見つけ出すことが重要となる。
咳・痰・咽頭痛	●急に咳や痰が増えたり，咽頭痛がある場合は，新型コロナウイルス感染症，インフルエンザや肺炎を疑う。 ●特に咳は飛沫感染を起こすことがあるため利用者さんにはサージカルマスクを着けてもらう（咳エチケットでしたね）。 ●咳が長く続く場合は，結核の可能性も考える。 ★高齢者は症状が乏しく訴えが少ないこともあるため日頃と違った様子の変化に注意しておく必要がある。 ・いつものような元気がない ・食事中にむせる ・痰がからんだ咳が激しい ・唾液を飲み込めない ・痰が汚いなど
発疹	●発疹がみられる場合は，疥癬や帯状疱疹の可能性を考える。 ●疥癬 ・疥癬は激しい痒みを伴う発疹がみられる。 ・発疹は，指間部，手首，肘，腋窩，腰，臀部など皮膚の柔らかいところに多い。 ・痒みは特に夜間に激しい。 ・疥癬には通常型疥癬と角化型疥癬があり，角化型疥癬は短時間の接触でも感染が拡がるため迅速な対策が必要となる〔疥癬発生時の対応については後述（p.70～）〕。 ●帯状疱疹 ・痛みと発疹が出現し，その後に帯状に小水疱が出現して痛みと痒みを伴う。 ・小水疱にはたくさんのウイルスが含まれている。体の広い範囲に発疹が出ている（汎発性）時は，患部を覆って接触感染対策と空気感染対策が必要になるため皮膚科受診を検討する。

4 感染症が発生した時の 拡大防止策

　みなさんが施設の中で日頃から感染予防に努めていても感染が起きてしまうことがあります。とりわけ感染力の強い病原体による感染は集団生活の場では一気に拡がってしまう可能性が高いのです。

　これまでは，感染を予防するために日頃から行っておくべき対策についてお話してきました。ここからは，一旦起きてしまった感染ができるだけ周囲に拡がらないために何をすべきか，つまり，感染の拡大防止策についてお話していきます。

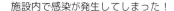
施設内で感染が発生してしまった！

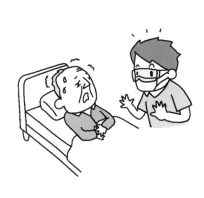
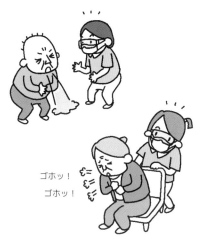
ゴホッ！
ゴホッ！

1 感染を拡げないために何をすべきか

　施設の中で利用者さんが感染症を発症したということは，そこに原因となる病原体が必ず存在しているはずです。したがって，感染を拡げないためには，まずその病原体の感染経路を遮断することに対策を集中しなくてはなりません。つまり，対象が明確な感染対策ということになります。この点が日頃行う予防としての感染対策とは大きく異なる点です。

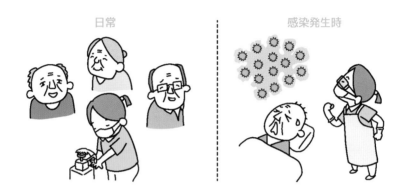

では，感染を拡げないためには何をすればよいでしょうか。と言っても，特に難しいことをするわけではありません。基本的かつ最も大切なことは日常行っている感染予防策を確実に実施することです。

　これに追加して感染症を発症した利用者さんが他の利用者さんに感染させてしまう（恐れがある）場合は隔離が必要です。感染症の症状が消えるまでの感染（可能）期間*中は感染症を発症した利用者さんの生活は可能な限り居室内に制限し，体温計や血圧計など使用する物品も感染症の発症者専用とします。また，病原体は手指を介して感染するものが多

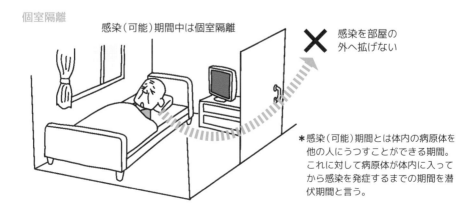

＊感染（可能）期間とは体内の病原体を他の人にうつすことができる期間。これに対して病原体が体内に入ってから感染を発症するまでの期間を潜伏期間と言う。

いため手指衛生は普段以上に励行します。着用する個人防護具の種類や着衣・脱衣のルールは感染症の種類と施設の方針に従うことが重要です。

　感染症を発症した利用者さんの居室でケアをする際には「感染源を居室外へ持ち出さないこと」とケアを担うみなさんが「感染しないこと」の２点に留意する必要があります。

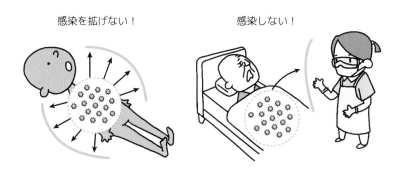

　重要なのは病原体の感染経路を理解することです。感染経路は病原体によって異なります。たとえば，ノロウイルスや疥癬は接触感染，インフルエンザウイルスや新型コロナウイルスは飛沫感染，結核菌は空気感染が主な感染経路です。どんな病原体による感染症かが判明すれば感染経路は自ずと決まってきますから，遮断するためには感染経路に応じた対応策（感染経路別予防策）を実施することになります（表1）。

表1　感染経路と対策

感染経路	対応策（感染経路別予防策）
接触感染	・ケア前後の手指衛生の徹底。 ・ケア者は手袋，エプロン，（必要に応じてマスク）を着用。 ・排泄物の適切な廃棄。 ・居室内の環境清掃（必要に応じて環境消毒）。
飛沫感染	・ケア前後の手指衛生の徹底。 ・ケア者はマスク，（必要に応じて手袋，ゴーグル，エプロン）を着用。 ・利用者さんに咳があれば，入室中の職員はマスクを着用。 　（※呼吸苦がなければ，職員の入室中のみ利用者さんにもマスクの着用を依頼） ・換気に心がける必要はあるが，居室の特別な空調（陰圧など）は不要。 ・居室のドアは開放のままでよい。
空気感染	・すぐに病院への受診・入院ができない場合は居室のドアを開けないようにする（外の窓はOK）。 ・ケア者はN95マスクを着用（サージカルマスクでは防護不可）。 ・利用者さんが居室から出る場合はサージカルマスクを着けてもらう。

❷ 施設で注意すべき感染症

　感染症には爆発的に流行するものがあります。インフルエンザやノロウイルス感染症，そして最近では新型コロナウイルス感染症ですね。これらの感染症は，免疫力の低下した高齢の利用者さんたちには命にかかわる危険な感染症です。また，高齢者の方々が集団で生活する場に特有の感染症もあります。疥癬と結核です。疥癬は，一年を通して警戒しておかなくてはならない感染症です。結核は若い頃に感染して保菌したままの方が高齢になって発症することがあります。このほかに薬剤耐性菌も重要です。薬剤耐性菌は種類にもよりますが，保菌状態で症状がないまま施設内で拡がることもあるため注意が必要です。

　これらの感染症は，感染力が強いことから施設の中で一旦発生してしまったら施設をあげて感染拡大の防止に取り組まなければなりません。

ノロウイルス感染症

疥癬

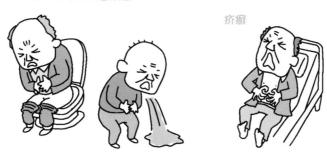

感染力の強い感染症

インフルエンザ
新型コロナウイルス感染症

結核

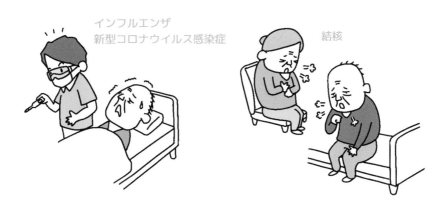

　では，個々の感染症への対応についてひとつずつ見ていきましょう。

5

感染症発生時の拡大防止策 ①

新型コロナウイルス感染症

1 新型コロナウイルス感染症が厄介なわけ

　たくさんある感染症の中でも，地域，職業，年齢など社会背景に関係なくすべての人に影響を与えているのが現在パンデミックとなっている新型コロナウイルス感染症（COVID-19）ではないでしょうか。無症状例から死亡例まで罹患後の経過も様々で，SARS-CoV-2 の変異株の出現によってまだまだ予断を許さない状況が続いています。この感染症が厄介

コラム COVID-19 と SARS-CoV-2

　新型コロナウイルス感染症は正式名を COVID-19 と言います。COVID とは Coronavirus infectious disease の略，19 は 2019 年の発生を表していて，COVID-19 は病名です。これに対し SARS-CoV-2 は SARS Coronavirus の 2 型ということで新型コロナウイルスを意味します。つまり，SARS-CoV-2 に感染すると COVID-19 を発症するということになります。

SARS-CoV-2
（新型コロナウイルス）

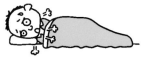
COVID-19
（新型コロナウイルス感染症）

な点はいくつかありますが，代表的なものとして発症前から感染性があること，発症後間もない時期に感染性が高いことが挙げられます。さらにこの感染症は罹患者の2～3％で致命的であるものの約80％の方は軽症で治癒してしまうため「多くの人にはただの風邪」と考えてしまう危うさがあります。しかし，この厄介な感染症に対してもやはり基本的な感染対策が大切です。感染経路の遮断でしたね。正しい知識を得て，効果的に対策を講じていきましょう。

新型コロナウイルス感染症の特徴

● 発症前からうつす（他者へ感染させる）ことができる。
● ワクチンは発症，入院，重症化に対して効果的。
● アルコール（濃度60％以上），次亜塩素酸ナトリウム（500ppm以上），熱水（80℃5分以上），中性洗剤（界面活性剤）が効果あり。
● 感染防止と同じくらい濃厚接触者にならないことが大切。

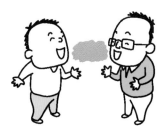
発症前から感染させる

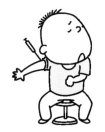
ワクチンで重症化予防

② 新型コロナウイルス感染症の感染経路

　新型コロナウイルス感染症の感染経路は，飛沫，接触，エアロゾルの順番で多いと考えられています。飛沫は咳やくしゃみ，会話や歌などで発生します。接触はウイルスが付着した環境表面や物品を触ることにより手にウイルスが付着し，その手で目や鼻，口を触ることにより粘膜から感染が成立します。エアロゾルは飛沫よりもさらに小さな粒子（飛沫核ではない）で，ウイルスを含んだこの粒子を吸い込むことで感染するとされます。このように新型コロナウイルスの感染経路はたくさんあるためそれぞれの経路に応じた対策をとる必要があるのです。

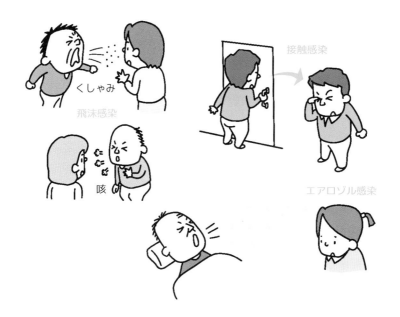

くしゃみ

飛沫感染

咳

接触感染

エアロゾル感染

③ 新型コロナウイルス感染症の主な症状

　発熱，咳嗽，咽頭痛，頭痛，倦怠感といったいわゆる風邪症状の他に嗅覚・味覚障害，下痢・嘔吐や不安，抑うつも症状として報告されています。これらの症状は感染後5日前後で発症することが多いとされており，1週間程度で回復することが多いです。しかし，コロナ後遺症と呼ばれる脱毛や発症時の症状が数ヵ月にわたって回復しないことも報告されています。これらのことから新型コロナウイルス感染症は，ただの風邪とは大きく違うことが分かっていただけると思います。

④ 日常的に取り組むべき感染対策

　新型コロナウイルス感染症に対して取り組むべき感染対策は施設全体，職員，利用者，クラスター発生時に分けて考えます。具体的な対策のポイントについては**巻末資料**（p.92）に示しますが，飛沫感染にはマスク，エアロゾル感染には換気，接触感染には消毒が対策の3本柱となります。また，感染期間が発症前に始まっているため発症後に感染対策を始めても手遅れになってしまう点にも注意が必要です。これらの対策は周辺地域の流行状況をみながら強弱を調整してもよいのですが，マスクやゴーグルの着用や換気，手指衛生は常に意識して行っておきましょう。

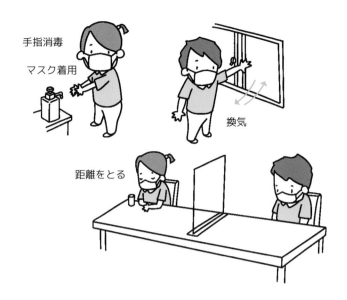

手指消毒

マスク着用

換気

距離をとる

　密を避ける環境を作る場合は，休憩室の椅子を減らす，対面に置かない，アクリル板を設置する，休憩時間を変則的にするなどの工夫も効果的です。場面が変わるとホッとしてついマスクを外してしまうこともあり得ますから更衣室，仮眠室，休憩室は危険であるという認識を職員のみなさんで共有しておきましょう。喫煙スペースがある場合も同様に注意が必要です。高齢者施設や障害者施設などでは利用者さんがマスクを着用できないことも想定されます。これは仕方のないことですが，職員の感染リスクは相対的に高くなってしまいます。そのため職員はマスクに加えてゴーグルなどによる目の保護も追加しておくと感染リスクを減らすと同時に濃厚接触者対策にもなります。14 日の就業停止や利用者さんへのコロナ対策は，業務に多大な負荷をかけてしまいます。

　なお，感染対策として日常業務で手袋を常時着ける意味はありません。手洗い，手指消毒でウイルスをやっつけることができますので，手袋の常時着用は不要です。

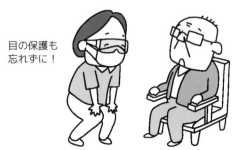

目の保護も
忘れずに！

> 新型コロナウイルス感染症対策のポイント
>
> - 業務中はサージカルマスクとフェイスシールド（またはゴーグル）を着用する。
> - 食事休憩は一人でとる，人数を制限する，十分な換気，距離の確保，時間をずらす，アクリル板を設置する等できる限り複数の対策を取り入れる。
> - 業務中だけでなく更衣室や休憩室でもマスク着用を忘れずに。
> - 喫煙所はお互いにマスクを外すため要注意！
> - 手指消毒は指先から！
> - 消毒薬は噴霧しない。
> - 体調確認は発熱以外も必ず確認する。
> - 空間除菌で安心してはならない！個人防護具の着脱と手指衛生の徹底を重点的に行う。

5 クラスター発生に備える！

　もし施設内で利用者さんに新型コロナウイルス感染症の疑いや陽性者が出た場合，その対応をするために長袖ガウンや N95 マスク，ゴーグルあるいはフェイスシールドといった個人防護具が不可欠となります。しかし，個人防護具の着脱には慣れていないことがほとんどではないかと思われます。着用は清潔なものを着けるので問題はありませんが，脱衣はウイルスに汚染されたものを外すことになりますので汚染を拡げないために脱ぐ順番と方法の習得が必須です。練習なくして正しく脱衣することはできません。個人防護具を使用する機会は多くの場合突然やってきます。感染対策に強い施設をつくるには，事前の準備が不可欠です。

　新型コロナウイルス感染症の疑いや陽性者が施設内で複数発生する，いわゆるクラスター発生時にはその対応のために普段より多くの個人防護具が必要です。いくら正しい着脱の知識を習得していても個人防護具自体がなければ着けることができません。事前にシミュレーションを行い，居室の訪問回数を想定した上で少し余裕を持った個人防護具の数量

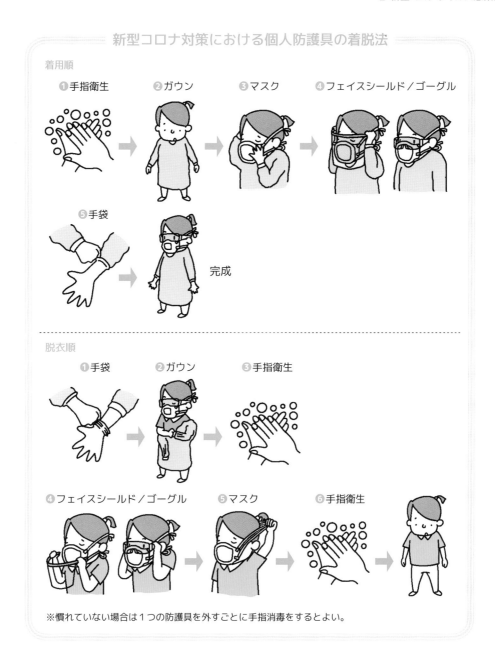

新型コロナ対策における個人防護具の着脱法

着用順

❶手指衛生 → ❷ガウン → ❸マスク → ❹フェイスシールド／ゴーグル

❺手袋 → 完成

脱衣順

❶手袋 → ❷ガウン → ❸手指衛生

❹フェイスシールド／ゴーグル → ❺マスク → ❻手指衛生

※慣れていない場合は1つの防護具を外すごとに手指消毒をするとよい。

確保をしておきましょう。自治体によって補助金や物品提供の仕組みが異なりますから事前に当該自治体へ確認しておくことも大切です。またクラスターが発生した場合は保健所とのやりとりや接触者リストの作成，陽性者対応などが同時に求められます。濃厚接触者の特定には食事やレクリエーション時の座席の位置，入浴などの順番，距離を確認することが多いため日常から記録を残しておくとよいでしょう。

　新型コロナウイルス感染症対策は原則すべて個室隔離で対応します。

> 集団感染対策のポイント
>
> ● 個人防護具と手指消毒薬を確保する。
> ● 陽性者が出た場合のシミュレーションをしておく。
> ● 個人防護具を正しい順番で着用・脱衣できるよう練習しておく。
> ● 感染疑いの利用者さんは個室に隔離する。疑い者が複数であっ
>   ても個室隔離とし，同じ部屋に集めない。
> ● 委託業者の対策も施設と同じ内容で行う。
> ● 旅行・会食・帰省のルールを決定し徹底する。

個室が足りない場合は陽性と判明している患者同士を同じ部屋に収容することは可能です。ただし，陽性疑いと濃厚接触者，あるいは濃厚接触者同士を同室にすることはできません。なぜなら全員が感染者とは限らないため同室にすることで未感染者への感染リスクを高めてしまうからです。やむを得ず多床室を使用する場合は，ベッドの距離を（できる限り）2ｍ確保し，換気を徹底して，共用する物品，個人防護具は利用者さんごとに消毒したり交換したりすることが必要です。このように陽性者に対する負担と同じかそれ以上の負担が濃厚接触者には必要になりますから，いざという時のために施設の周辺地域で新型コロナウイルス感染症が流行している間は濃厚接触者とならない対策を強化しておくことが最も大切であると考えます。

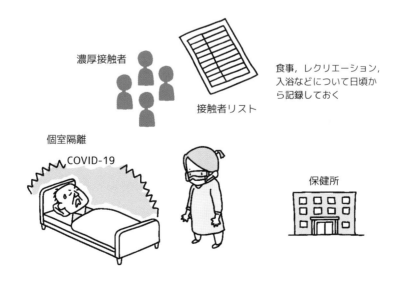

濃厚接触者

接触者リスト

食事，レクリエーション，入浴などについて日頃から記録しておく

個室隔離

COVID-19

保健所

5 感染症発生時の拡大防止策②
インフルエンザ

冬季に必ず大流行する感染症がインフルエンザです。施設内で蔓延するきっかけは，外部から施設に出入りする人々によるウイルスの持ち込みです。高齢者施設では，毎年，集団感染がニュースになりますが，インフルエンザは高齢者にとっては命にかかわる重大な感染症です。

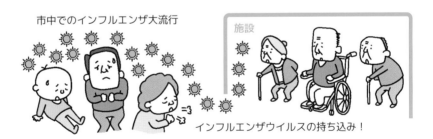

市中でのインフルエンザ大流行

施設

インフルエンザウイルスの持ち込み！

1 インフルエンザの症状

インフルエンザは感染すると通常１～３日の潜伏期間を経て発症します。感染期間は発症前24時間から発症後３日程度までですが，発症後３日程度までが特に感染力が強いと言われています。症状は38～40℃の急激な発熱，頭痛，腰痛，筋肉痛，関節痛，全身倦怠感などの全身症状が強く，その他に咽頭痛，咳などの呼吸器症状がみられます。

2 インフルエンザの感染経路

インフルエンザウイルスは飛沫感染や接触感染によって集団生活の場に拡がっていきます。

1 飛沫感染

インフルエンザウイルスは，主に飛沫感染によって拡がります。感染者の咳やくしゃみによる飛沫を他の人が吸い込むことで感染していきますので，感染拡大防止のために咳エチケット (p.17 参照) が重要な予防策となります。

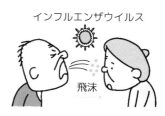

インフルエンザウイルス

飛沫

2 接触感染

インフルエンザウイルスは，環境中では平らな表面で 24 〜 48 時間，凸凹の表面でも 8 〜 12 時間生き続けると言われています。したがって，インフルエンザの感染者から出た飛沫が付着した環境表面に触れた手で目や口に触れると接触感染する可能性があります。

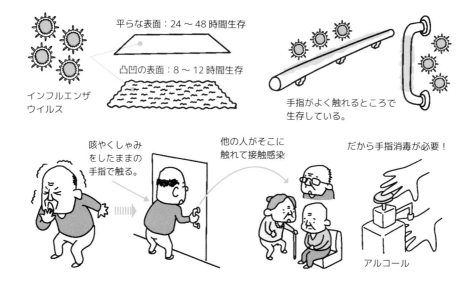

平らな表面：24 〜 48 時間生存

凸凹の表面：8 〜 12 時間生存

インフルエンザウイルス

手指がよく触れるところで生存している。

咳やくしゃみをしたままの手指で触る。

他の人がそこに触れて接触感染

だから手指消毒が必要！

アルコール

このようにインフルエンザ対策は飛沫感染に対する予防策だけでなく接触感染に対する予防策も必要ですから，こまめな手指消毒と環境清掃の 2 つが大切になります。

❸ 施設内にインフルエンザが発生したら

　一般的にインフルエンザは急激な発熱（38 〜 40℃）や頭痛，筋肉痛，全身倦怠感，鼻汁，咽頭痛，咳などの症状が現れます。しかし高齢者では，これらの症状が顕著でないことも多いためインフルエンザ流行期は「何となく元気がない」「食欲がない」といった利用者さんのいつもと違う些細な変化も見逃さないようにすることが大切です。

インフルエンザの症状

・急激に上昇する発熱（38 〜 40℃）
・頭痛，筋肉痛，全身倦怠感などの全身症状
・鼻汁，咽頭痛，咳などの呼吸器症状

ただし，高齢者では症状が顕著
にみられないことが多い！

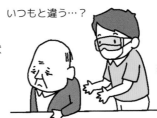

いつもと違う…？

※新型コロナ対策
としてマスクと
ゴーグルを着用

❶ 発症や発症疑いに対する迅速な対応

　利用者さんにインフルエンザの発症あるいはその疑いが生じた場合，速やかに配置医に連絡し，医療機関への受診を手配します。インフルエンザは発症後早期の投与であれば抗インフルエンザウイルス薬のメリットがあると言われています。しかし，重症例では入院が必要となります。

❷ インフルエンザを発症した利用者さんの居室隔離

　インフルエンザを発症した利用者さんには症状が消えるまで居室内での生活にとどめてもらいます。居室でのケアに際しては，職員はサージカルマスクを着用します。利用者さんに咳症状があれば，職員が入室中は可能なら利用者さんにも咳エチケットとしてマスクを着用してもらうよう協力を求めましょう。

咳エチケット

飛沫感染対策として
サージカルマスクを
着用する。

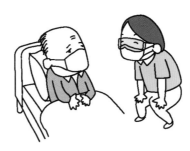

※新型コロナ対策
としてマスクと
ゴーグルを着用

　居室が相部屋の場合は，感染者のみ個室に，複数の感染者が出て個室が足りない場合は，感染者同士を同部屋にします（**コホート隔離**）。その際，インフルエンザ A 型と B 型を同室にしないよう注意しましょう。

■3 感染者の居室の清掃

　清掃はインフルエンザに感染した利用者さんの居室であっても通常の清拭清掃でかまいません。手指が頻繁に触れる環境表面については接触感染防止のために消毒剤を含む洗浄剤を使った拭き取りも考慮します。
（※インフルエンザウイルスに対しては一般的な消毒剤が有効ですので次亜塩素酸ナトリウムを使用する必要はありません）

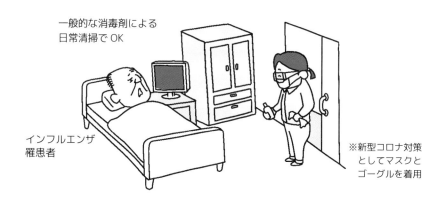

一般的な消毒剤による
日常清掃で OK

インフルエンザ
罹患者

※新型コロナ対策
としてマスクと
ゴーグルを着用

④ 利用者さんへの予防接種

　インフルエンザのワクチンは接種すればインフルエンザに罹らないというものではありません。罹っても重症化を防ぐことがワクチンの第一の目的です。高齢者ではインフルエンザの重症化が命にかかわることがありますのでワクチン接種は極めて重要と言えます。

　予防接種は，利用者さんやご家族にその意義や有効性を十分説明して同意を得た上で行います。ワクチンの効果は接種から 2 週間後〜 5 ヵ月程度とされていますから，インフルエンザの流行ピークを 1 〜 2 月とした場合，遅くとも 12 月中旬までには接種しておく必要があります。

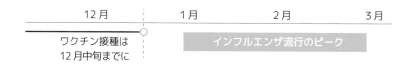

12 月	1 月	2 月	3 月

ワクチン接種は
12 月中旬までに

インフルエンザ流行のピーク

5

ノロウイルス感染症

　ノロウイルス感染症は，冬に大流行（流行ピーク 12 月～ 3 月）することが多い感染症です。その感染力の強さもさることながら，予防のためのワクチンも治療する薬もないため施設内にウイルスを持ち込まないよう細心の注意が必要です。

1 ノロウイルス感染症とはどんな病気か

　ノロウイルスは急性の胃腸炎を起こします。潜伏期間は 24 ～ 48 時間（12 時間の場合もある）とされていますが，発症すると，突然激しい嘔吐，下痢（水様便），腹痛が起こります。嘔吐や下痢によって極度の脱水症状に陥ることもありますので，十分な水分補給が極めて重要です。

ノロウイルス

感染　24 ～ 48 時間　突然の激しい嘔吐　脱水症状！　腹痛　激しい下痢

61

2 ノロウイルスの感染力と感染経路

　ノロウイルスの感染は冬の時期に食する二枚貝などによる食中毒が有名ですが，ノロウイルスに汚染されたすべての食材が感染源となります。さらに感染者から排出される嘔吐物と下痢便は強力な感染源となりますから感染拡大を防ぐために取り扱いには十分注意しなければなりません。

　ノロウイルスは 100 個程度のウイルス量でも感染すると言われています。発症時の糞便中には 1 g あたり 100 万〜 10 億個，嘔吐物の中には 1 g あたり 100 万個程度のウイルスが含まれていますから，感染者の下痢便や嘔吐物がいかに強力な感染源であるかがわかると思います。

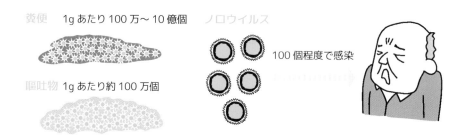

　嘔吐物や下痢便に潜んでいる大量のノロウイルスは 3 つの感染経路で感染することが知られています。ひとつは嘔吐物や下痢便に汚染された手指による接触感染，もうひとつは感染者が嘔吐の際に噴き出す飛沫を吸い込む飛沫感染，そして 3 つ目は意外と盲点なのですが，床に落ちて乾いた嘔吐物の埃（ウイルスを含む）が舞い上がり，それを吸い込む塵埃感染です。

ノロウイルスの感染経路

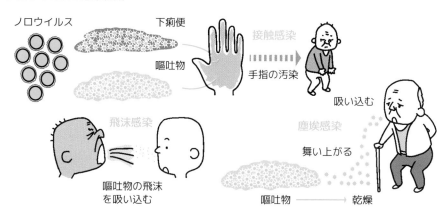

❸ 利用者さんがノロウイルスに感染したら

ノロウイルス感染症の発症は，突然の嘔吐や下痢から始まります。利用者さんがノロウイルス感染症を発症するのは，居室でのケア中かも知れませんし，食堂での食事中あるいはフロアの移動中かも知れません。

■ 感染者を居室に隔離

ノロウイルス感染症を発症した利用者さんは速やかに居室に隔離します（居室が個室の場合）。居室が相部屋の場合は感染者のみ個室に移して隔離します。また複数の感染者が出て個室が足りない場合は感染者だけを同部屋に隔離します [コホート（集団）隔離]。

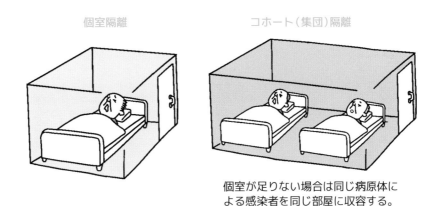

個室隔離　　　　　　　　コホート（集団）隔離

個室が足りない場合は同じ病原体による感染者を同じ部屋に収容する。

■ 嘔吐物処理

ノロウイルス感染者の嘔吐物には極めて強い感染力がありますから，感染源の拡がりを防ぐためにあらかじめ嘔吐物を処理できるセットを準備しておき，迅速に正しい方法で処理しなくてはなりません。

嘔吐物処理セット

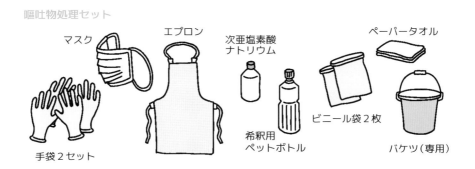

マスク　　エプロン　　次亜塩素酸ナトリウム　　ペーパータオル

手袋2セット　　希釈用ペットボトル　　ビニール袋2枚　　バケツ（専用）

床の嘔吐物の処理手順（例）

下記の一連の作業を1人の職員が担当する。作業の間は他の人を近づけないこと。
※嘔吐物の処理後もしばらくは窓を開け，十分な換気を行うこと。

① 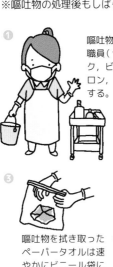 嘔吐物を処理する職員（1人）はマスク，ビニールエプロン，手袋を着用する。

② ペーパータオル  嘔吐物を外側から内側に折り入れながら拭き取る。

③ 嘔吐物を拭き取ったペーパータオルは速やかにビニール袋に入れて密封する。

④ 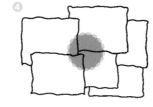 新しいペーパータオルで嘔吐物の周囲2mぐらいを覆い，拡散を防ぐ。

⑤ 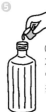 0.5％（5,000ppm）次亜塩素酸ナトリウムをつくる。
※つくり方は次頁参照。

⑥ 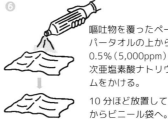 嘔吐物を覆ったペーパータオルの上から0.5％（5,000ppm）次亜塩素酸ナトリウムをかける。
10分ほど放置してからビニール袋へ。

⑦ 新しいペーパータオルで拭き取る。

⑧ 0.5％（5,000ppm）次亜塩素酸ナトリウムに漬けたペーパータオルをゆるく絞る。
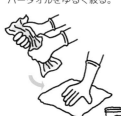
嘔吐物のあった場所とその周囲約2mを拭き取る。これを2回繰り返す。

ペーパータオルは，速やかにビニール袋へ。

⑨ マスクは着け替えたほうがよい。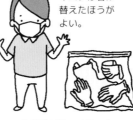
作業終了後，手袋，ビニールエプロン，マスクの順に外して，速やかにビニール袋に入れる。
※手袋は外側が内側（内表）になるようにめくりながら外すこと！

⑩
嘔吐物の処理に使用したペーパータオルなどビニール袋に入れたものはすべて密封し，感染性廃棄物として廃棄する。

 ワンポイントアドバイス

一度，実際にやってみましょう！難しさがわかりますよ。

コラム 次亜塩素酸ナトリウムの希釈のしかた

　ノロウイルス感染者の嘔吐物の処理において消毒に使用する次亜塩素酸ナトリウムの濃度は0.1-0.5%（1,000-5,000ppm）が推奨されています。濃度は以下の算出方法で必要な原液量を算出し指定濃度に希釈します。

※ 1%＝ 10,000ppm，0.5%＝ 5,000ppm，0.02%＝ 200ppm

$$\frac{作りたい消毒液の濃度（ppm）× 必要な消毒液の量（L）}{原液濃度（%）× 10} = 必要な原液量（cc）$$

※キャップ1杯5ccの場合

例）0.5%（5,000ppm）の次亜塩素酸ナトリウムを3L作りたい場合，使用する塩素系消毒剤に含まれる次亜塩素酸ナトリウムの原液濃度が6%であれば，上の式に当てはめて以下のように算出します。

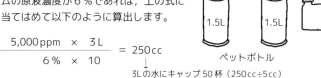

$$\frac{5,000ppm × 3L}{6% × 10} = 250cc$$
↓
3Lの水にキャップ50杯（250cc÷5cc）

ペットボトル

次亜塩素酸ナトリウムの希釈早見表

0.1%（1,000ppm）				0.02%（200ppm）			
原液	希釈倍数	水	原液	原液	希釈倍数	水	原液
1%	10倍		300mL	1%	50倍		60mL
6%	60倍	3L※	50mL	6%	300倍	3L※	10mL
12%	120倍		25mL	12%	600倍		5mL

※希釈する際は，原液を入れてから水を入れ，合計が 3L になるようにします。

● 次亜塩素酸ナトリウムと効果が同等で，金属の腐食がない製剤（ペルオキソー硫酸水素カリウムを主成分とした製剤）もあります。

⑧ **感染者のケア**（必要に応じて受診を考慮）

　ノロウイルス感染症を発症すると，激しい嘔吐や下痢で体内から大量の水分が排出されて極度の脱水症状になるため発症当初は水分補給と栄養補給を中心に対応します。重症例では入院治療となります。

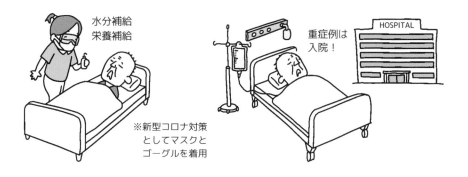

水分補給
栄養補給

重症例は
入院！

HOSPITAL

※新型コロナ対策
としてマスクと
ゴーグルを着用

☑ 嘔吐時の状況にあわせた対応

◈ 周囲に人がいた場合

ノロウイルス感染者の嘔吐物は，勢いよく噴き出すため，周囲（半径2mほど）の人に嘔吐物や飛沫がかかることがあります。嘔吐時に周囲にいた人には衣服などを着替えてもらい，ノロウイルスの潜伏期間である48時間を目安に経過観察する必要があります。

◈ 食事中に嘔吐した場合

食事中の嘔吐の場合，嘔吐物で汚れた食器も感染源となりますから消毒が必要です。食堂や厨房で消毒する場合は嘔吐した情報も確実に伝え，環境の汚染と担当者が感染しないよう細心の注意を払ってください。嘔吐物が付着または付着した可能性がある食器やうがいに使用したコップは0.05-0.1%次亜塩素酸ナトリウムに漬けておきます。

48時間の観察

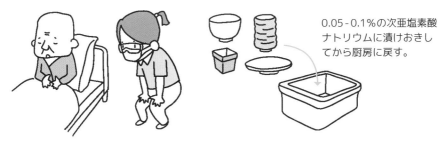

0.05 - 0.1%の次亜塩素酸ナトリウムに漬けおきしてから厨房に戻す。

嘔吐物や下痢便で汚れた衣類の処理（例）

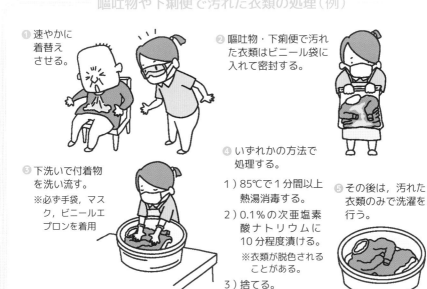

❶ 速やかに着替えさせる。

❷ 嘔吐物・下痢便で汚れた衣類はビニール袋に入れて密封する。

❸ 下洗いで付着物を洗い流す。
※必ず手袋，マスク，ビニールエプロンを着用

❹ いずれかの方法で処理する。
1）85℃で1分間以上熱湯消毒する。
2）0.1%の次亜塩素酸ナトリウムに10分程度漬ける。
※衣類が脱色されることがある。
3）捨てる。

❺ その後は，汚れた衣類のみで洗濯を行う。

⑤ ノロウイルス感染者の使用後のトイレの清掃

　ノロウイルスに感染した利用者さんがトイレを使用する場合は，感染者専用とするか，使用後はその都度，以下の手順で清掃します。

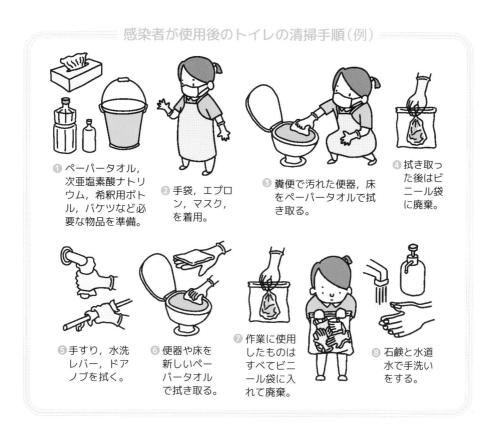

感染者が使用後のトイレの清掃手順（例）

① ペーパータオル，次亜塩素酸ナトリウム，希釈用ボトル，バケツなど必要な物品を準備。

② 手袋，エプロン，マスク，を着用。

③ 糞便で汚れた便器，床をペーパータオルで拭き取る。

④ 拭き取った後はビニール袋に廃棄。

⑤ 手すり，水洗レバー，ドアノブを拭く。

⑥ 便器や床を新しいペーパータオルで拭き取る。

⑦ 作業に使用したものはすべてビニール袋に入れて廃棄。

⑧ 石鹸と水道水で手洗いをする。

⑥ オムツ交換

　ノロウイルス感染者のオムツ交換の手順は，通常のオムツ交換 (p.41) と同じです。汚れたオムツや拭き取りに使ったペーパータオルはビニール袋に入れ，口を縛って封をします。普段から使用後のオムツは床に置いたりせず,速やかに所定の容器等に処理するようにしておきましょう。

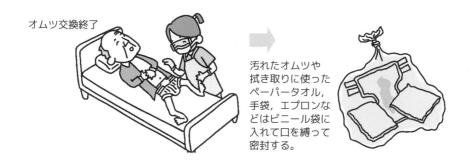

オムツ交換終了

汚れたオムツや拭き取りに使ったペーパータオル，手袋，エプロンなどはビニール袋に入れて口を縛って密封する。

7 居室の清掃

　ノロウイルス感染症を発症した利用者さんの居室は消毒が必要です。ノロウイルスはアルコール系の消毒剤に抵抗性を示すため消毒には次亜塩素酸ナトリウムを使用します。清掃は，手指が頻繁に触れる環境表面を中心に以下の手順で行います。

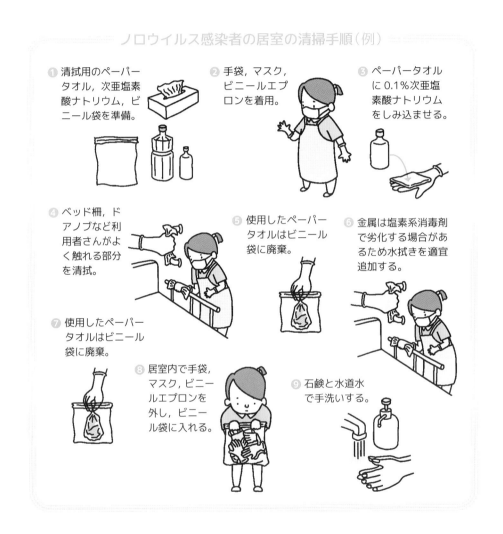

ノロウイルス感染者の居室の清掃手順（例）

① 清拭用のペーパータオル，次亜塩素酸ナトリウム，ビニール袋を準備。

② 手袋，マスク，ビニールエプロンを着用。

③ ペーパータオルに0.1%次亜塩素酸ナトリウムをしみ込ませる。

④ ベッド柵，ドアノブなど利用者さんがよく触れる部分を清拭。

⑤ 使用したペーパータオルはビニール袋に廃棄。

⑥ 金属は塩素系消毒剤で劣化する場合があるため水拭きを適宜追加する。

⑦ 使用したペーパータオルはビニール袋に廃棄。

⑧ 居室内で手袋，マスク，ビニールエプロンを外し，ビニール袋に入れる。

⑨ 石鹸と水道水で手洗いする。

8 隔離の解除

　嘔吐，下痢，腹痛，発熱などの症状が治まれば，感染を拡大させる可能性はほとんどなくなりますので，居室での隔離は解除できます。ただし，症状が治まっても2～3週間は糞便中にはウイルスが残っていますからその間のトイレ使用は他の利用者さんとは分けて専用とするか使用後は先にご紹介した消毒による清掃を検討しましょう。

5

感染症発生時の拡大防止策④

疥癬

疥癬は1年を通じて注意すべき感染症です。介護施設では新規利用者さんの持ち込みによる疥癬の集団感染事例が散発しています。

1 疥癬

疥癬は虫の感染症です。疥癬はヒゼンダニが皮膚の角質層に寄生して起こり，通常型疥癬と角化型疥癬があります。疥癬患者さんの皮膚との接触によって感染は拡がり，特に角化型疥癬は感染力が極めて強いです。潜伏期間も約1ヵ月と長いのが特徴です。

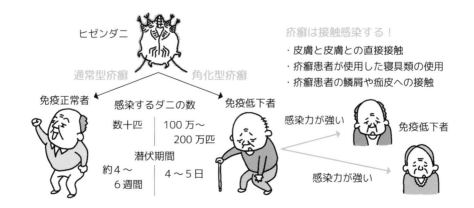

ヒゼンダニ

疥癬は接触感染する！
・皮膚と皮膚との直接接触
・疥癬患者が使用した寝具類の使用
・疥癬患者の鱗屑や痂皮への接触

通常型疥癬　　　　　角化型疥癬

免疫正常者　　感染するダニの数　　免疫低下者

数十匹　｜　100万〜
　　　　　　200万匹

潜伏期間

約4〜　｜　4〜5日
6週間

感染力が強い　　免疫低下者

感染力が強い

❷ 疥癬の症状

疥癬の代表的な症状はヒゼンダニの脱皮殻や排泄物に対するアレルギー反応が引き起こす痒みで，特に夜間に激しいとされます。ただし，高齢者では痒みの訴えが少ないこともあり注意が必要です。

また疥癬トンネルと呼ばれる皮疹が手首の屈側，手掌尺側，指，指間，肘，皮膚の柔らかい場所などにみられます。他には下腹部や背部，腋窩などに丘疹などもみられるので全身をしっかり観察することが必要です。

角化型疥癬では，頭部，首，耳などにも症状が出ます。

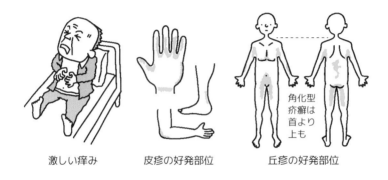

| 激しい痒み | 皮疹の好発部位 | 丘疹の好発部位 |

角化型疥癬は首より上も

❸ 利用者さんが疥癬を発症したら

通常型疥癬と角化型疥癬では対応が異なります。通常型疥癬であれば特別な対応は不要ですが，感染力が強い角化型疥癬では接触感染対策が必要です。できるだけ早期に発見して感染を周囲に拡げないことが大切です。そのためには以下の手順で対応します。

❶ 疥癬かどうかを疑う

利用者さんが痒みを訴えたり，皮疹や丘疹などがみられたら，まず以下の3点を確認します。

　1）**最近，他の施設や病院から入所した方か**
　2）**糖尿病やステロイドの投与などで免疫力が極端に低下した方か**
　3）**同じような症状を訴える利用者さんや職員はいないか**

疥癬を起こすヒゼンダニは，外部から持ち込まれるケースが多く，特に角化型疥癬は免疫低下者に発症するため，上記3点を確認した上で疥癬の疑いがあれば，ただちに皮膚科に診察を依頼します。

② 疥癬発症者へのケア

　角化型疥癬と診断されたら，ただちに居室に隔離して治療を開始します。居室でのケアは治療開始後１〜２週間は以下の手順で行います。

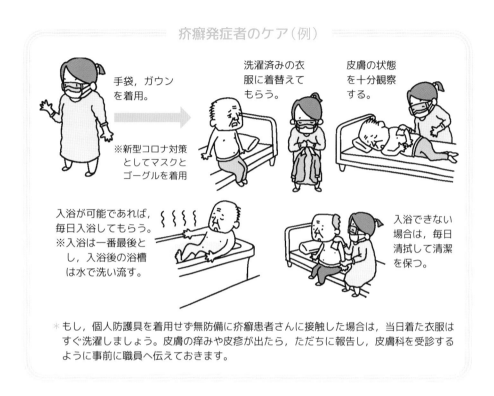

疥癬発症者のケア（例）

手袋，ガウンを着用。

※新型コロナ対策としてマスクとゴーグルを着用

洗濯済みの衣服に着替えてもらう。

皮膚の状態を十分観察する。

入浴が可能であれば，毎日入浴してもらう。
※入浴は一番最後とし，入浴後の浴槽は水で洗い流す。

入浴できない場合は，毎日清拭して清潔を保つ。

＊もし，個人防護具を着用せず無防備に疥癬患者さんに接触した場合は，当日着た衣服はすぐ洗濯しましょう。皮膚の痒みや皮疹が出たら，ただちに報告し，皮膚科を受診するように事前に職員へ伝えておきます。

③ 疥癬患者さんの居室の清掃

　疥癬に罹った利用者さんの居室の清掃は以下の２点が重要です。

1）居室の床清掃は，モップ，粘着シートなどで患者さんの皮膚から床に落ちた落屑を取り除き，その後，掃除機で清掃します。

2）居室の消毒は，患者さんの疥癬が治り，隔離を解除できる段階で殺虫剤（ピレスロイド系）を１回だけ散布します。

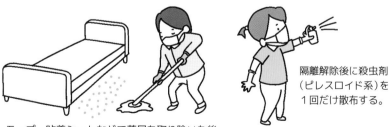

隔離解除後に殺虫剤（ピレスロイド系）を１回だけ散布する。

モップ，粘着シートなどで落屑を取り除いた後，掃除機で清掃する。

④ 疥癬患者さんが使用する備品類の衛生管理

疥癬患者さんが使用する備品類も衛生管理が必要です。

1）疥癬患者さんに使用する車椅子やストレッチャー，血圧計などの備品は患者さん専用とします。

2）患者さんの疥癬が治り，隔離を解除できる段階になったら患者さんに使用した備品類には殺虫剤（ピレスロイド系）を1回だけ散布します。

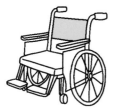
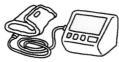
疥癬患者さんが使用する備品は患者さん専用に！

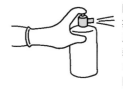
隔離解除後，疥癬患者さんに使用した備品には殺虫剤（ピレスロイド系）を1回だけ散布。

⑤ リネン類の処理

疥癬患者さんが使用したリネン類も衛生管理が必要です。

1）疥癬患者さんの衣類，シーツなどのリネン類は毎日交換します。

2）使用済みリネン類は，落屑が飛び散らないようにビニール袋に入れ，殺虫剤（ピレスロイド系）を噴霧した後に洗濯するか50℃で10分間の熱処理をした後に洗濯します。

リネン類は毎日交換

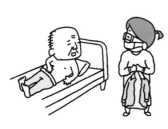
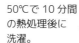
ビニール袋に入れ，殺虫剤（ピレスロイド系）を噴霧し，その後，普通に洗濯。

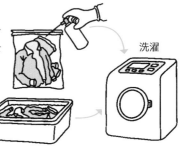
50℃で10分間の熱処理後に洗濯。

洗濯

⑥ 隔離の解除

疥癬の患者さんの居室隔離の解除については，医師による検鏡（顕微鏡でヒゼンダニを探す）に基づいて行うことが望ましいです。それが難しい場合は，患者さんの全身をよく観察して，新たな皮疹がないことを確認できたら解除します。ただし，複数名の疥癬発症者が施設内にいる場合は，潜伏期間（1ヵ月）も考慮して慎重に判断しましょう。

5

感染症発生時の拡大防止策⑤

結核

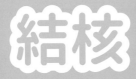

　介護施設のように高齢者が集団で生活をする場では，結核も要注意の感染症です。

1 高齢者と結核

　若い頃，結核菌に感染したが発病しないまま高齢になる方は少なくありません。結核菌は感染後に何十年も体内でおとなしく潜伏して加齢に伴う免疫力の低下によって発病することがあります。感染するだけでは他の人にはうつしませんが，発病すればうつしてしまいます。肺炎だと思って治療してもなかなか改善しないケースで実は結核であったということは珍しくありません。

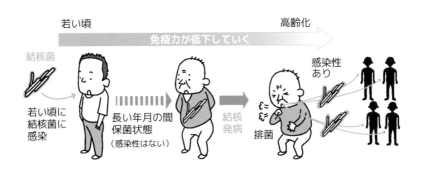

❷ 肺結核の症状

結核菌はいろんな臓器に感染しますが，感染対策上，特に重要なのは肺結核です。肺結核は咳や血痰，発熱などが典型的な症状ですが，高齢者の肺結核では体重減少や食思不振といった非典型的な症状だけの場合がありますので日頃の観察も大切になってきます。

結核の症状
咳・痰，血痰，発熱，胸痛，
体重減少，倦怠感など
（これらの症状が良くなったり，
悪くなったりを繰り返しながら
病状は進行していく）

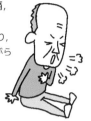

高齢者で注意すべき症状
食思不振，微熱の継続，
倦怠感，何となく元気が
ない，体重減少

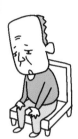

❸ 結核菌の感染経路

肺結核発病者の肺の中では結核菌が増殖していて，咳やくしゃみをすると，飛沫や痰とともに結核菌が体外に出やすくなります。いわゆる排菌と呼ばれるもので，人に感染するリスクが高い状態です。

結核菌は飛沫の周囲の水分が乾燥して飛沫核となったものが空気中を漂い，それを吸い込んだ人に感染します。いわゆる空気感染です。

インフルエンザウイルスやマイコプラズマは飛沫の中ではしばらく生き続けることができます。しかし，結核菌は飛沫より小さい粒子の飛沫核の中でも生きることができ，空気中を浮遊します。

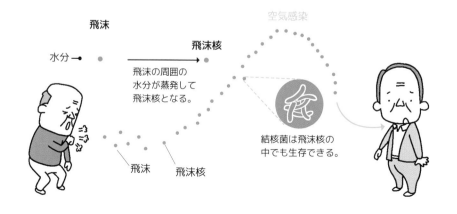

❹ 利用者さんが結核を発病したら

　施設の中で結核を発病した利用者さんが出た場合や過去に結核に罹ったことがある方に結核の症状（咳，痰など）を認めて発病を疑う場合は，速やかに医師に連絡します。しかし，結核の診断はすぐにはできないことも多いため，その間，施設内で対応せざるを得ない場合は居室（個室）に隔離して以下のような対応をしなければなりません。

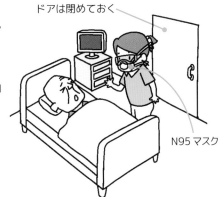

ドアは閉めておく

N95 マスク

❶結核を発病した利用者さんは居室に隔離。
　※居室の空気が外に出ないようドアは閉めておく。
❷配置医に連絡し，受診の手配と結核対応。
　※結核と診断された場合は入院。
❸入院までの間は隔離の上，居室でケア。
　※入室中の職員は必ず N95 マスクを着用し，利用
　　者さんは咳症状が強い場合はサージカルマスク
　　の着用を検討する。
❹居室の換気を頻繁に行う（窓は開けても良い
　が，廊下側のドアは開けない）。
❺環境から結核がうつることはないとされてい
　るため居室の清掃は通常清掃。
　※消毒の必要はない。
❻患者を専門病院へ搬送する際，同乗者は N95 マスクを着用し，車の窓はあけて換気。
★結核菌は紫外線で死んでしまうので，外気の入れ替えや搬送中の車は換気をしっかり行う。

コラム N95 マスク

　N95 マスクは，直径 5 μm 以下の粒子を 95％以上ガードできる高性能マスクで，結核など飛沫核による空気感染から防護するために着用します。N95 マスクは，ケア者が着用し，結核を発病した利用者さんには，咳症状が強い場合はサージカルマスクの着用をお願いします。N95 マスクは着けると呼吸苦の恐れがあるので，患者さんには使用しません。

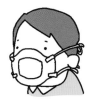

N95 マスク
飛沫核をガードするので空気感染の防止のために着用する。

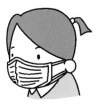

サージカルマスク
飛沫をガードするので飛沫感染の防止のために着用する。

5 結核患者に接触した職員や他の利用者さんへの対応

　結核の一番の問題は，利用者さんがいつ結核を発病したかがわからないことです。つまり，ケアなどで接触していた職員や会話などで接した他の利用者さんなどが，知らず知らずのうちに感染してしまう可能性があるのです。もし，利用者さんに結核の診断がついたら，それまで接触していた可能性のある人々に対して以下の対応が必要となります。

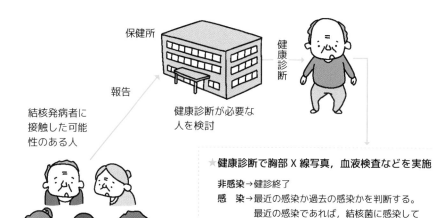

保健所

報告

結核発病者に
接触した可能
性のある人

健康診断が必要な
人を検討

健康
診断

★ 健康診断で胸部X線写真，血液検査などを実施

非感染→健診終了
感　染→最近の感染か過去の感染かを判断する。
　　　　最近の感染であれば，結核菌に感染して
　　　　いるが発病していない「潜在性結核感染
　　　　症」として治療を検討する。
発　病→結核の治療を開始する。

コラム　潜在性結核感染症の治療

　結核菌に感染してから結核を発病するまでの過程は2段階に分かれます。結核菌に感染した後，症状を示さない潜在性結核感染症の段階，潜在性結核感染症から結核発病に移行する段階です。診断で結核菌の感染が判明した場合に結核を発病しないように行うのが，潜在性結核感染症の治療です。通常はイソニアジドという抗結核薬による内服治療が行われます。

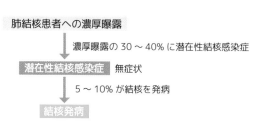

肺結核患者への濃厚曝露

濃厚曝露の30～40%に潜在性結核感染症

潜在性結核感染症　無症状

5～10%が結核を発病

結核発病

⑥ 入所前の結核チェックのポイント

　結核の持ち込みを防ぐためには入所前の利用者さんの健康チェックも重要です。入所前の問診と確認のポイントは以下の通りです（表1）。

表1　入所前の結核チェックポイント

問診のポイント

①咳や痰など2週間以上続く呼吸器症状があるか。
②胸部X線写真で異常陰影はないか（過去の結核感染についても確認）。

確認のポイント

①結核の既往歴があるか（家族の結核既往歴も確認）。
②以下の合併症はあるか。
　・糖尿病　・慢性呼吸器疾患（肺気腫, じん肺など）　・慢性肝疾患
　・慢性腎疾患　・低栄養（血清アルブミン値3.5g/dL以下）
③以下の内服薬を服用中か。
　・生物学的製剤　・副腎皮質ホルモン剤　・抗がん剤　・その他の免疫抑制剤

⑦ 定期健診や健康観察で結核の早期発見を！

　過去に結核の既往があっても，発病していなければ入所に問題はありません。しかし，入所後に結核を発病する可能性はあります。したがって，利用者さんには定期健診の受診や施設内での日常的な健康チェックが結核対策として重要です（表2）。接触者へのフォローは保健所が中心となって行いますので求められた情報を提供し，調査に協力しましょう。

表2　定期健診と日頃の健康観察のポイント

定期健診

①咳, 痰, 発熱, 食思不振, 体重減少等を確認する。
②胸部X線写真の撮影→健診で結核疑いとなったら配置医を通じて専門医へ相談。

施設での健康チェック

①利用者さんの全体的な印象
　・いつもと違って何となく元気がない　・活気がない
②利用者さんの体調
　・37.5℃以上の発熱　・体重減少　・食思不振
③呼吸器系の症状
　・咳　・痰（血痰か）　・胸痛　・頻回呼吸　・呼吸困難

6 組織で取り組む 感染対策 〜効果を上げる体制づくり

　感染対策は，施設全体が同じ考えのもとに決められた手法で組織的に取り組まなければ効果を上げることはできません。

1 感染対策を実施する組織の体制づくり

　感染予防にも感染拡大の防止にも決められた手法があります。それに従って職員のみなさん全員が同じ方法で取り組むことが効果を上げるためには大切です。一人ひとりがバラバラな方法で取り組んでいては効果は上がりません。効果を上げるためには，まず施設の中で組織的に感染対策を実施する体制づくりがなされている必要があります。

2 感染対策委員会

　施設職員のみなさんが組織的に感染対策に取り組むためには司令塔が必要です。それが感染対策委員会です。感染対策委員会は，施設の感染対策の方針や計画を定め，その実践のために職員全員へ啓発し，対策を推進していく立場にあります。そして利用者さんと職員のみなさんを感染症から守るために先頭に立って活動するチームです。

感染対策委員会は，施設の責任者である施設長をはじめ事務職，看護職，介護職など各職種の代表者で構成されます。

感染対策委員会の構成メンバーと活動

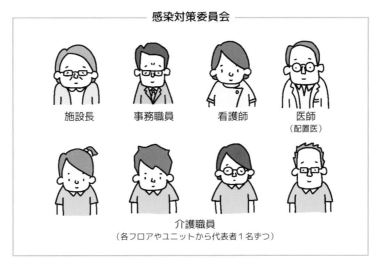

❶施設の感染対策として具体的な目標を設定し，計画を立てる。
❷施設で定めた感染対策指針に基づき，全職員が使えるマニュアル（手順書）を作成する。
❸施設全職員を対象として感染対策に関わる研修を行う。
❹利用者さんや職員の健康状態を把握し，感染症発生時の対応をあらかじめ明確にしておく。
❺感染症発生時の報告ルートを明確にしておく。施設内の部署間の報告，行政への報告を迅速に行い，早期の感染症終息を目指す。
❻各部署で行うべき感染対策の実施状況を確認，評価し，必要があれば改善点を検討する。

感染対策委員会は月１回程度，定期的に開催することが望まれます。開催日も「月の第１水曜日」といったかたちで固定しておくとよいでしょう。ただし，施設の中で感染症が発生した場合は，その都度速やかに委員会を招集して対策の検討に入ります。

❸ 職種ごとの役割

職種による役割分担は組織的な取り組みを進める上で大変重要です。日頃の感染対策と関わりが深いのは，施設長，看護師，介護職員，事務職員の４職種です。

■1 施設長

　感染対策に組織で取り組むためには，まず組織のトップが活動に理解を示し，先頭に立って牽引していくことが大切です。

・感染対策の基本理念の明示
・施設全体の感染対策に必要な体制の整備と法令の遵守
・職員の感染対策活動のバックアップ
・感染症発生時の保健所など外部への報告または施設への指示

■2 看護師

　医療の知識を持つ看護師は，施設の感染対策の実質的な責任者となります。具体的な感染対策を示して指導していく役割があります。

・感染対策委員会の運営と開催
・施設内の勉強会の企画・開催
・感染対策についての指導・啓発活動
・現場の問題に対するコンサルテーション（相談）
・周辺の感染症流行状況の把握と施設内への注意喚起
・感染症発生時の対応を指揮

■3 介護職員

　利用者さんの一番近くにいるのが介護職員のみなさんです。最前線で感染対策を実践していくとても重要な役割を担っています。

・日頃の利用者さんの状態についてよく知っておく。
・感染リスクについての知識を習得し，感染防止のための高い意識を持って日常業務にあたる。
・日頃の利用者さんへのケアにおいて決められた感染対策を実践する。
・利用者さんの健康上の変化に気づき報告する。

■4 事務職員

　施設の組織的な運営において不可欠なのが事務職員の存在です。利用者さんに直接的にかかわることはありませんが，他職種と連携して施設の感染対策を円滑に進めていくために側面からサポートする役割があります。

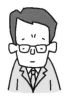

・物品の購入，変更
・研修会の企画，運営，セッティング，資料の準備
・会議の議事録作成と保管
・院内ポスターの作成・掲示

❹ 感染症発生時の報告・指示の体制

　施設内で感染症が発生した場合，周囲に感染が拡大しないようにするためには全職員が統率のとれた行動をする必要があります。そのためには「報告」，「指示」の流れが確立していなくてはなりません。

　利用者さんが感染症を発症したとはっきりわかることは意外と少ないため，利用者さんの様子の変化が果たして感染症によるものかどうか判断に迷うケースは多々あります。感染症発生時における対応の第一歩は，「ひょっとすると感染症かも知れない」と介護職員のみなさんが気づき，看護師へ報告することから始まります。

　また施設内だけでなく，配置医や提携病院との連携，必要に応じて保健所などへの報告といった外部とのやり取りも必要になってきます。

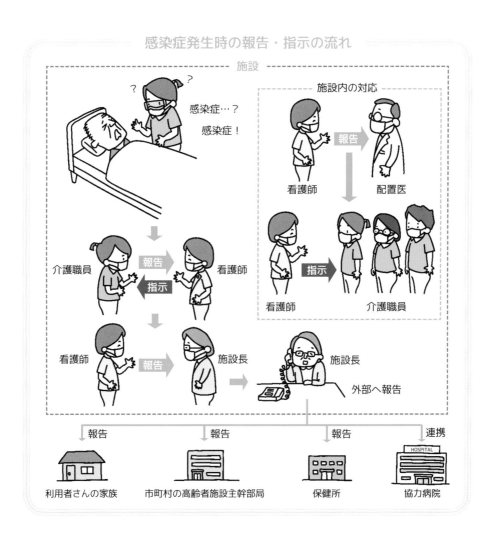

感染症発生時の報告・指示の流れ

❺ 職員の健康管理

　施設で発生する感染症は，外から持ち込まれた病原体によるものが多くを占めます。持ち込むのは施設に出入りするすべての人たちです。したがって，施設で働く職員の健康管理も重要な感染対策なのです。

❶ 入職時の確認事項

　新たに施設で働く人については，入職時に以下の感染症の既往，予防接種の有無などを確認しておきましょう。

　例）水痘，麻疹，風疹，流行性耳下腺炎，結核，B型肝炎など

❷ 定期健診

　施設の事業者は職員に定期的な健康診断を行う義務があり，職員も健康診断を受ける義務があると労働安全衛生法で定められています。これらは職員の健康と利用者さんへの安全を守るために必要なものです。

❸ ワクチン接種

　ワクチンで予防可能な感染症に対して職員のみなさんは積極的にワクチン接種*を受けることが求められます。接種には自分が罹らない，利用者さんへの感染の媒介者にならない，の2つの目的があります。

　*インフルエンザワクチン，B型肝炎ワクチン[1]，麻疹ワクチン[2]，風疹ワクチン[2]，
　　水痘ワクチン[2]，流行性耳下腺炎ワクチン[2]
　　[1]：3回（0，1，6ヵ月）接種が必要　[2]：1歳以上で2回接種が必要

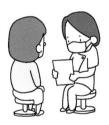 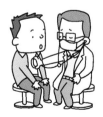 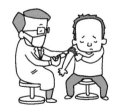

入職時の問診　　　　　　定期健診　　　　　　ワクチン接種

❹ 就業制限

　施設で働く職員のみなさんが感染症に罹ったら，出勤せず，医療機関を受診後は自宅で静養する必要がありますが，問題はいつ出勤するかで

す。自分では「もう大丈夫」と思っても他の人への感染性は消えていないことがあるからです。職場復帰するまでに必要な就業制限が感染症ごとに定められていますので，それに従う必要があります。

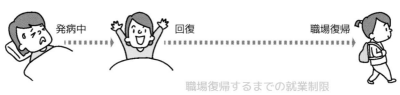

職場復帰するまでの就業制限

インフルエンザ	発症から5日を経過し，かつ解熱剤を使用しない状況で発熱がなくなってから48時間経過するまで。
ノロウイルス感染症	発症から症状改善後48～72時間経過するまで。 ※症状改善後もノロウイルスは2週間程度糞便から排出されるため，職場復帰後も石鹸と水道水による手洗いを徹底する。
麻疹	発疹が出てから7日目まで
水痘	発症～病変がすべて痂皮化（かさぶたになる）するまで
風疹	発疹が出てから5日目まで
ムンプス	発症から9日目まで

❻ 関係各所への報告

　施設で発生した感染症について表1に示すようなケースでは市町村の高齢者施設主幹部局と保健所に施設長から報告して指示を受けます。

表1　報告を要するケースと報告内容

報告が必要になるケース

①同一の感染症や食中毒による死亡者や重篤患者が1週間以内に2名以上発生（疑い例含む）。
②同一の感染症や食中毒の患者が10名以上または全利用者の半数以上に発生（疑い例含む）。
③上記以外でも通常の感染症発生状況を上回る発生があり，報告が必要と施設長が認めた場合。

報告する内容

①感染症や食中毒を発症，あるいはその疑いのある利用者の人数。
②感染症や食中毒が疑われる症状。
③上記の感染症を発症した利用者への対応と施設としての対応状況。

ワンポイントアドバイス

　行政への報告は気乗りする事ではありませんが，紹介したケースは最低限の基準です。感染症の拡大防止は「小さなうちに早く始める」のが大切です。どの施設も同じようにリスクがあるので基準より早い段階で協力病院や行政に相談して支援を受けましょう。

7

施設でできる
感染対策研修会

1 感染対策研修会とは

　施設の感染対策を職員へ周知するためには定期的な啓発と感染対策に関する知識を得る機会が必要です。特に研修会はただ開催すればよいというものではなく，施設の課題や職員のみなさんが感染対策を正しく実行できるように企画する必要があります。施設で開催しておきたい研修会には以下のような内容が含まれます。

　❶ 感染対策の基本を学ぶ研修会
　❷ 手指衛生の正しい方法を習得する研修会
　❸ 個人防護具の正しい着脱（特に外す方法が大事）を学ぶ研修会
　❹ 施設で気をつける菌・ウイルスに関する研修会

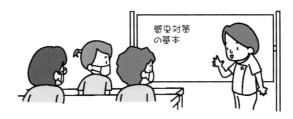

　それぞれの研修会で取り上げる内容や必要物品，効果的な研修会にするためのアドバイスを表1にまとめましたので参照ください。

表 1　施設内で行う感染対策研修会のポイント

テーマ	感染対策の基本
内容	◉ 血液・体液・排泄物と感染リスク ◉ 手指衛生の種類と方法，タイミング ◉ 個人防護具の種類と着用すべき機会・ケア ◉ 咳エチケット
必要物品（例）	◉ パソコン ◉ プロジェクター（あれば） ◉ 配布資料 ◉ 施設で使っている個人防護具各 1 つずつ
研修担当者への アドバイス	◉ 基本的な内容が多いのですが，まず新規入職者向けに資料を作り，それとは別に定期的に意識を高めるための業務（施設で課題があるケアなど）に関連する具体的な資料の 2 パターンあると効果的に研修できます。
開催時期	◉ 新たに採用者を受け入れた時 ◉ 施設内で耐性菌やウイルスによる感染が発生し基本を再周知したい時
テーマ	手指衛生
内容	◉ 石鹸と水道水による手洗いとアルコール手指消毒の効果の違い ◉ 石鹸と水道水による手洗いが優先される場面 ◉ アルコール手指消毒薬で効果が低い菌・ウイルス ◉ 手指衛生を行うタイミング
必要物品（例）	◉ パソコン ◉ プロジェクター（あれば） ◉ 配布資料 ◉ 施設で使っている手洗い石鹸とアルコール手指消毒薬 ◉ 蛍光塗料とブラックライト
研修担当者への アドバイス	◉ 最も大切な感染対策が手指衛生ですので毎年恒例のテーマとしましょう。 ◉ 講義にたくさんの時間を割くよりも実技で体験してもらったほうが高い学習効果が期待できます。 ◉ 蛍光塗料とブラックライトを使える施設では，洗い残しを「洗えていない」＝「下手」というとらえ方ではなく「自分の癖を自覚するためのもの」と事前に説明しておきましょう。 ◉ 施設内で手指衛生を啓発する場合は「オムツ交換が終わって手袋を外した直後」といったように具体的な場面を想定して伝えましょう。
開催時期	◉ 新たに採用者を受け入れた時 ◉ 6 〜 7 月（食中毒が増える前） ◉ 11 〜 12 月（ウイルス感染症の流行期前） ★ 毎年恒例として実施しましょう。

表 1 つづき

テーマ	個人防護具
内容	個人防護具を使う目的 個人防護具を着けるケア・介助の具体例 個人防護具の正しい着脱方法 複数の個人防護具を着脱する場合の順番
必要物品（例）	パソコン プロジェクター（あれば） 配布資料 施設で使っている防護具（実技で使用する人数分） 蛍光塗料とブラックライト
研修担当者への アドバイス	個人防護具着脱の実技では，特に外す順番・外し方を重点的に練習すると効果的です（手袋を着けられない職員はいませんが，きれいに正しく外すことができる職員は意外と少ない）。 蛍光塗料がある施設では，個人防護具を着け終わったら，蛍光塗料で手袋やエプロンに塗料を塗り拡げ，外した後に塗料が光る場所を確認すると，菌を拡げないためには外した後も手指衛生が必要だと理解しやすくなります。
開催時期	新たに採用者を受け入れた時 施設内で耐性菌やウイルスの発生があり，基本を再周知したい時
テーマ	菌・ウイルス
内容	インフルエンザ 結核 疥癬 ノロウイルス 施設で遭遇する薬剤耐性菌
必要物品（例）	パソコン プロジェクター（あれば） 配布資料
研修担当者への アドバイス	流行のシーズンが決まっているウイルスでは，シーズン前に研修会を開催すると効果的です。 疥癬や結核については施設で発生した直後の職員の意識が高い間に研修会を行うと効果的です。 資料は公的機関（保健所，衛生研究所，国立感染症研究所）や医療系メーカーが提供する資料をうまく活用すると効率的に資料作成することができて作業の負担を抑えられます。
開催時期	インフルエンザ・ノロウイルスについては 11 〜 12 月 結核・疥癬・耐性菌については事例が発生した直後

② 研修担当者へのアドバイス

その１〜講義内容の工夫と実践を意識した研修を！〜

　研修会では複数の内容を組み合わせるのも効果的です。インフルエンザのことばかり長時間話されても聞いているほうは疲れてしまいますので，インフルエンザに関する基礎知識と感染対策の基本をセットにしてメリハリのある内容に構成するとよいでしょう。たとえば，前半はインフルエンザの基礎知識，後半は咳エチケットやインフルエンザのうつる経路（飛沫感染でしたね）といった対策の話にすることで面会者や職員のサージカルマスク着用の必要性についても学ぶことができます。また，マスクの着脱について実技を入れるとさらに効果的でしょう。

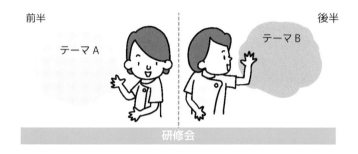

その２〜地域の専門家を活用して！〜

　研修会を企画・開催するには多くの労力が必要です。また，施設内で講師をする担当者は感染対策の専門家ではないことがほとんどでしょう。その場合には，周辺医療機関に在籍する感染対策担当者に依頼することも検討しましょう。多少費用はかかりますが，施設での実情を伝え，それに応じたオーダーメイドの研修会を開催することができれば，職員の意識向上と施設の感染対策のレベルアップを期待できます。

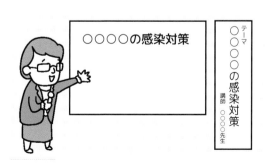

8 地域病院との連携
〜感染対策専門家との良好な関係づくり

　感染症が他の病気と違って困るのは，集団で発生したり，保菌（菌が体にいるだけ）状態のまま施設内で拡がったりすることがある点です。現在の医療・介護は地域包括ケアシステムによって地域の中で完結する仕組みを想定していますが，これは同時に細菌・ウイルスも地域内で行き来することを意味します。施設→病院→施設や施設→病院（急性期）→病院（療養型）→施設など様々なケースが考えられます。しかし，施設・

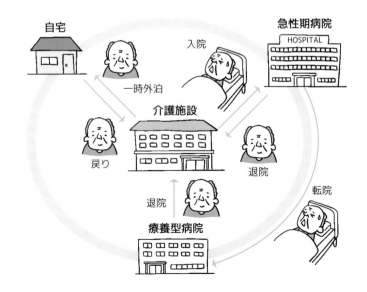

病院を区別した感染対策では十分な効果は期待できません。やはり地域全体で取り組むべき時期に来ています。

　急性期病院に在籍する感染対策の専門家は院内での活動とともに周辺地域に対して感染対策の教育・啓発活動にも関わっていくことが期待されています。院外で感染症の集団感染が起これば，結局，病院に患者が押し寄せることになりますから周辺地域の感染対策のレベルアップをはかることで，そうした危機的状況の回避につながるわけです。

　感染対策の専門家（表1）が，介護施設に常駐しているケースはほとんどないと思われますので，専門家がいる地域の病院と普段から気軽に相談できる関係づくりをしておきましょう。最初は，地域に向けた研修会や病院が主催する地域施設との連絡会，保健所が中心となって開催する対策ネットワークなど様々な機会をとらえて積極的に参加し，直接感染対策担当者と話をするようにしましょう。きっと適切なアドバイスや改善策を提案してもらえるはずです。筆者の地域ではコンサルテーション，施設ラウンド，施設での研修会，病院主催の介護士研修会などを通して連携しています。こうした日常的な連携が薬剤耐性菌をはじめとする注意すべき病原体の制御や集団感染時の迅速かつ効果的な対策につながると思います。

表1　感染対策の専門家

職種	資格
医師	・インフェクションコントロールドクター（通称 ICD） ・感染症専門医　など
看護師	・感染管理認定看護師（通称 ICN） ・感染症看護専門看護師 ・感染制御実践看護師
薬剤師	・感染制御認定薬剤師 ・感染制御専門薬剤師 ・抗菌化学療法認定薬剤師
臨床検査技師	・感染制御認定臨床微生物検査技師（通称 ICMT）

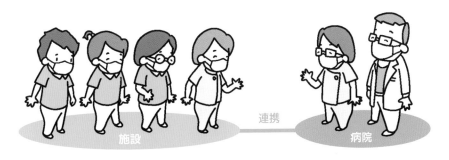

施設　　　連携　　　病院

参考文献

高齢者介護施設における感染対策マニュアル 改訂版，平成 30 年度老人保健事業推進費
等補助金（老人保健健康増進等事業分），介護施設の重度化に対応したケアのあり方に
関する研究事業，2019 年 3 月

結核予防会結核研究所 対策支援部保健看護学科編：高齢者施設・介護職員対象の結核
ハンドブック，2016 年 7 月

東京都福祉保健局：社会福祉施設等におけるノロウイルス対応標準マニュアル（第 3 版），
平成 18 年 1 月

厚生労働省健康局結核感染症課 日本医師会感染症危機管理対策室：インフルエンザ施
設内感染予防の手引き，平成 25 年 11 月

日本皮膚科学会 疥癬診療ガイドライン策定委員会：疥癬診療ガイドライン（第 3 版），
日皮会誌：125（11），2023-2048，2015

小林寛伊 編：新版 増補版 消毒と滅菌のガイドライン，2015，へるす出版

厚生労働省健康局生活衛生課：循環式浴槽におけるレジオネラ症防止対策マニュアルに
ついて，健衛発第 95 号，平成 13 年 9 月 11 日

CDC：Guideline for Isolation Precautions：Preventing Transmission of Infectious
Agents in Healthcare Settings 2007. http://www.cdc.gov/ncidod/dhqp/pdf/
isolation 2007.pdf

CDC：Guidelines for environmental infection control in healthcare facilities,
2003. http://www.cdc.gov/hicpac/pdf/guidelines/eic_in_HCF_03.pdf

WHO：Guidelines on hand hygiene in health care.（Full version）http://whqlibdoc.
who.int/publications/2009/9789241597906_eng.pdf〔Summary〕http://whqlibdoc.
who.int/hq/2009/WHO_IER_PSP_2009.07_eng.pdf

CDC：Guideline for the prevention and control of norovirus gastroenteritis
outbreaks in healthcare settings. http://www.cdc.gov/hicpac/pdf/norovirus/
Norovirus-Guideline-2011.pdf

CDC：Guideline for hand hygiene in health-care settings. http://www.cdc.gov/mmwr/
PDF/rr/rr5116.pdf

介護現場における（施設系，通所系，訪問系サービスなど）感染対策の手引き第 2 版
厚生労働省老健局令和 3 年 3 月 https://www.mhlw.go.jp/content/12300000/000814179.
pdf

実施日（　　年　　月　　日）評価者（　　　　　　）

わたしの施設はどうなの？　　自施設現状チェック表	／
1　施設の感染対策に関する組織体制	○／△／×
①　施設責任者が感染対策に関する委員会に参加している。	
②　各職種の代表者（または代理）が委員会に参加している。	
③　施設内の感染対策が重要であるという認識を施設幹部がもっている。	
④　委員会で決められたことが現場の職員に周知されている。	
⑤　体調不良時は，這ってでも施設に来いと言わない。	
⑥　定期的に感染対策に関する研修会を開催している。	
⑦　ワクチン接種を積極的に推奨している。	
2　手指衛生環境	○／△／×
①　手洗い場には石鹸とペーパータオルとゴミ箱が設置されている。	
②　ペーパータオルホルダーの下には物品を保管していない。	
③　手指消毒薬のボトルに開封日が記載されている。	
④　（施設内で規定された）使用期限を超過していない。	
⑤　詰め替え容器（液体石鹸）は，洗浄後，乾燥させてから使用している。	
3　消毒剤の管理	○／△／×
①　ボトルに開封日が記載されている。	
②　薬剤の使用期限のチェックが行われている。	
③　消毒剤の継ぎ足しをしていない。	
④　浸漬消毒している器材が，完全に浸漬できている。	
⑤　次亜塩素酸ナトリウムの浸漬容器は遮光かつ蓋付きである。	
⑥　霧吹きで消毒代わりにしていない。	
4　処置・ケア関連	○／△／×
①　処置・ケアに関する施設の手順がある。	
②　手指消毒薬・手袋がすぐ使用できる所に設置されている。	
③　感染対策として布製ガウンを使用していない。	
④　オムツカートは清潔な物品と不潔な物品を明確に区別して保管・設置されている。	
⑤　使用後のオムツを手が触れなくても廃棄できる容器がある。	
⑥　包交車は清潔と不潔を明確に区別している。	
5　水回り	○／△／×
①　手洗い用シンクと洗浄用シンクが明確に区別されている。	
②　スポンジは院内で規定された頻度で交換されている。	
③　スポンジの保管はラック等を利用して乾燥できるように工夫している。	
④　洗浄後の経管栄養器材は水の跳ね返りで汚染されない所に保管されている。	
⑤　ブラシが洗浄後の器材に触れていない。	
6　廃棄物	○／△／×
①　廃棄容器は手が触れずに廃棄できる容器になっている（特にオムツ）。	
②　感染性廃棄物容器には，バイオハザードマークが付いている。	
点数	

各項目は施設の状況に応じて修正して使用してください。
評価は任意です。点数化する場合は，○を 1 点，△を 0.5 点，×を 0 点などとしてください。

実施日（　　年　　月　　日）評価者（　　　　　　）

新型コロナウイルス感染症対策チェック表	／
1　施設全体の対策	○／△／×
①　施設長の下，報告・指示体制が明確化している。	
②　感染対策を担当するスタッフを任命している。	
③　新型コロナワクチン接種を推進している。	
④　支援を受けられる医療機関を確保している。	
⑤　施設内で陽性者対応を想定したシミュレーションを実施している。	
⑥　個人防護具は実際に使用する物品で複数回練習している。	
⑦　主な消毒薬はアルコールと次亜塩素酸ナトリウム（500ppm以上）を使用している。	
2　職員の対策	○／△／×
①　毎日の健康チェックは体温（発熱）に加え具体的な症状※も確認している。	
②　手指衛生，標準予防策，感染経路別予防策に関する研修を開催している。	
③　早期に医療機関を受診またはPCR等の検査を推奨している。	
④　会議は人数制限と換気に気をつけ，オンラインも活用している。	
⑤　勤務中は不織布マスクを着用し，利用者さんがマスクを外す場面ではマスクに加えて目の保護も行っている。	
⑥　マスクから鼻が出ていない。	
⑦　新型コロナウイルス対策に必要な防護具の着衣・脱衣の練習を行っている。	
⑧　更衣室，休憩室，仮眠室，喫煙スペースは人数制限や換気に注意している。	
⑨　飲食時は個食とし向かい合って座らない，休憩ごとに換気する，マスクを外して会話しないことを徹底している。	
⑩　仮眠用シーツは使用のたびに交換している。	
3　利用者の対策	○／△／×
①　利用者さんの健康状態を観察・把握し，有症状者※を把握している。	
②　手洗い，手指消毒方法，マスク着用の方法を伝えるか介助している。	
③　デイルーム，食堂における距離の確保，時間をずらず，換気する，アクリル板の設置等の対策を講じている。	
④　居室外と居室での職員在室時は（可能な場合は）マスクを着用している。	
⑤　高頻度接触面（ドアノブ，ベッド柵，手すり，エレベーターボタン，スイッチ，テーブル，電話，多数の利用者さんの共用器具など）は定期的に消毒している。	
⑥　流行中はレクリエーションでカラオケ・合唱を避けている。	
4　クラスター対策	○／△／×
①　疑い例・陽性例のフローチャート作成，人材配置，疑い患者または陽性者収容エリアの準備および訓練（PPE着脱，動線など）を実施している。	
②　食事・レクリエーションの座席表，入浴の順番を記録している。	
③　ゾーニングはビニールカーテンではなく床のテーピングで行う。	
④　グリーン・イエローゾーンの手指消毒薬は共用しない。	
⑤　個人防護具の着衣・脱衣それぞれの順番が分かる手順を見える場所に掲示する（手順に手指消毒のタイミングも記載）。	
⑥　陽性者発生後は，職員のフロア・ユニット間の行き来を極力避ける。	
⑦　濃厚接触者に使用する個人防護具は一人ずつ交換している。	
⑧　短期利用者，デイサービス等の中止を検討する。	
	点数

※鼻閉，鼻汁，咳嗽，咽頭痛，頭痛，呼吸困難感，倦怠感，味覚・嗅覚障害など

各項目は施設の状況に応じて修正して使用してください。
評価は任意です。点数化する場合は，○を1点，△を0.5点，×を0点などとしてください。

感染対策ミニテスト（基礎知識確認編）　　実施日（　　年　　月　　日）名前（　　　　　）

	設問	○／×
①	感染症罹患者だとわかっている利用者さんのオムツ交換だったので，手袋とエプロンを着けて行った。	
②	感染症の主な感染経路は，接触（触る），飛沫（飛ぶ），空気（漂う）の３つである。	
③	手指衛生は職員が感染しないために行う感染対策である。	
④	石鹸と水道水による手洗いは，アルコールの擦式消毒薬よりも菌・ウイルスを効果的に減らすことができる。	
⑤	咳をしていたが，インフルエンザとわかるまではサージカルマスクを着けなくてもよい。	
⑥	手袋は，破れたり汚れない限り使ってもよい。	
⑦	エプロン・手袋・マスクを着ける場合，一番最後に着けるのはマスクである。	
⑧	結核の既往歴がある利用者さんが咳をしていたので，N95 マスクを着けるよう説明した。	
⑨	咳が続く利用者さんがいたので，サージカルマスクを着用するよう依頼した。	
⑩	下痢をしていたが，どうにか働けそうだったので頑張って働いた。	
	点数	

感染対策ミニテスト（結核編）　　　　　　実施日（　　年　　月　　日）名前（　　　　　）

	設問	○／×
①	結核は，小さい頃に BCG を接種していれば罹ることはない。	
②	結核は高齢者の感染症なので職員の自分は罹る可能性は低い。	
③	結核の感染経路は飛沫感染である。	
④	結核は一度罹ると抗体ができるので，発病することはない。	
⑤	高齢者の結核は，食欲低下や微熱が続くなど特徴的でないことが多い。	
⑥	結核発病者に着けるのがサージカルマスク，職員が着けるのが N95 マスクである。	
⑦	結核疑いの利用者さんがいる居室では，ドアも窓も開けてはならない。	
⑧	結核疑いの利用者さんだったので，食器を使い捨てにして食事を提供した。	
⑨	感染と発病の違いは，感染は人へうつさない，発病はうつす点である。	
⑩	結核と診断されるまでは隔離は必要ない。	
	点数	

（正解と解説は次頁をご覧ください）

正解と解説（基礎知識確認編）

	正解	解説
①	×	感染対策の基本は，排泄物はすべて感染性があると考えるので，感染症がなくても手袋・エプロンは着ける必要があります。
②	○	その通りです。
③	×	職員が感染しないことも大事ですが，他の利用者さんにうつさない（運ばない）ためにも手指衛生が必要です。
④	×	反対です。アルコールのほうがたくさんの菌・ウイルスを減らすことができます。ただし，手に汚れが付いていない場合です。
⑤	×	咳やくしゃみをしている人は，エチケットとしてマスクを着けるか，咳・くしゃみを飛ばさないようにカバーします（これを咳エチケットと言います）。
⑥	×	手袋は個人防護具です。利用者さんとの間で1対1で使うものなので目の前の利用者さんに使ったら，次の利用者さんには新しい手袋を着けます。
⑦	×	一番最後に着けるのは手袋が基本です。手袋が利用者さんに最も触れる機会が多いので，きれいな状態にしておきたいからです。
⑧	×	咳をしているからといって，利用者さんにN95マスクを着けてはいけません。サージカルマスクを着用して頂きます。
⑨	○	その通りです。咳エチケットですね。
⑩	×	職場の迷惑になります。まずは上司に連絡し，受診してください。

正解と解説（結核編）

	正解	解説
①	×	BCGは，小児の結核に効果があることがわかっていますが，成人の結核には効果が期待できません。
②	×	結核は年齢に関係なく罹る可能性があります。
③	×	結核の感染経路は空気感染です。
④	×	抗体を作ることはできませんので，免疫力が低下することで発病する可能性があります。
⑤	○	その通りです。
⑥	○	その通りです。間違えても発病している方にN95マスクを着用させることがないようにしましょう。
⑦	×	紫外線で結核菌は死ぬため，窓は開けてもかまいません。ドアは施設内の共用部分になるので，開けてはいけません。
⑧	×	結核の感染経路は空気感染です。環境や食器などからうつることはありません。過剰な対策は慎みましょう。
⑨	○	その通りです。
⑩	×	結核の既往歴がある利用者さんに咳や痰がある場合は，結核を積極的に疑い，受診を検討しましょう。すぐに受診できない場合は，隔離を検討したほうが良いでしょう。

感染対策ミニテスト（インフルエンザ編）　実施日（　　年　　月　　日）名前（　　　　　　　）

	設問	○／×
①	インフルエンザの主な感染経路は空気感染（漂う）である。	
②	高齢者へのインフルエンザワクチンは，発症の防止よりも重症化の防止に効果がある。	
③	卵アレルギーがあるためインフルエンザワクチンは接種できない。	
④	インフルエンザウイルスは，環境では生きられないので接触感染はしない。	
⑤	インフルエンザに罹ったが，2日目に解熱したので翌日から出勤した。	
⑥	インフルエンザはアルコールに抵抗性があるため，消毒薬は次亜塩素酸ナトリウムを使用する。	
⑦	飛沫感染防止として発症者が部屋の外に出る場合は，サージカルマスクを着用したほうがよい。	
⑧	同じ型のインフルエンザであれば，多床室で集団隔離することも検討する。	
⑨	インフルエンザは症状が出てから周囲にうつすので，発熱や咳などの症状出現時期を確認して予防投与や健康観察対象者を決める。	
⑩	インフルエンザの流行期には，人が集まることが感染リスクにつながるため，レクリエーションはしないほうがよい。	
		点数

感染対策ミニテスト（ノロウイルス編）　　実施日（　　年　　月　　日）名前（　　　　　　　）

	設問	○／×
①	ノロウイルスは消毒剤に抵抗性があるため，嘔吐の処理などには次亜塩素酸ナトリウムを用いる必要がある。	
②	ノロウイルスの主な感染経路は空気感染（漂う）である。	
③	ワクチンが効果的なので，積極的に接種すべきである。	
④	嘔吐した場合，周囲約5mに飛散しているため処理をする時に気をつける。	
⑤	ノロウイルスの迅速検査が陰性であったためノロウイルス感染症ではないと判断した。	
⑥	次亜塩素酸ナトリウムを希釈した消毒剤は，毎日調製しなければならない。	
⑦	中身がわかるように透明の容器に次亜塩素酸ナトリウムの希釈液を保管した。	
⑧	周囲にノロウイルスと診断された者がいたが，自分は軽い下痢だけだったので黙って出勤した。	
⑨	施設内でノロウイルスが集団発生したが，風評被害を考慮して保健所に報告しなかった。	
⑩	ノロウイルス感染後の利用者さんであったが，通常どおりのオムツ交換を行い，アルコールで手指衛生した。	
		点数

（正解と解説は次頁をご覧ください）

正解と解説（インフルエンザ編）

	正解	解説
①	×	主な感染経路は飛沫（飛ぶ）です。
②	○	その通りです。
③	×	卵アレルギーがあってもインフルエンザワクチンは接種可能です（医学的に禁忌ではありません）。
④	×	平坦な環境表面には24時間程度生存することが分かっています。
⑤	×	インフルエンザは罹患後一定期間ウイルスを排出しています。発症から5日，解熱から48時間の間は感染リスクがあるためお休みするのが望ましいです。
⑥	×	インフルエンザは消毒剤に抵抗性がないため，アルコールなどでも十分効果が期待できます。
⑦	○	その通りです。可能であれば手指消毒も行うとさらに良いでしょう。
⑧	○	コホート（集団）隔離と言います。
⑨	×	インフルエンザは，発症前24時間から感染力があると言われています。予防投与や健康観察対象者を決める時に注意が必要です。
⑩	×	科学的ではありませんが，利用者さんの楽しみの一つですので，集まる前の健康状態の確認，手指消毒の実施，職員はマスクを着用（発症前の感染期間を考慮）などの対策を講じた上で行ってあげたいですね。

正解と解説（ノロウイルス編）

	正解	解説
①	○	その通りです。吐物処理と環境を消毒する場合，食器を漬ける場合で濃度が異なりますので濃度にも注意しましょう。
②	×	主な感染経路は接触感染（触る）です。
③	×	現在は有効なワクチンはないため，防止に努める必要があります。
④	×	周囲約2mに飛散していると考えて処理をします。
⑤	×	検査結果で100%違うということはできません。周囲の感染状況や症状から疑わしい場合はノロウイルス感染として対応すべきです。
⑥	○	次亜塩素酸ナトリウムは希釈後の時間経過とともに濃度が低下していくため，作り置きはできません。
⑦	×	次亜塩素酸ナトリウムは光で分解されるため遮光容器に保管しなければなりません。
⑧	×	施設への持ち込みで感染を拡げる可能性があります。上司に報告し，業務の調整（直接ケアや食事介助など）も含めて検討が必要です。
⑨	×	どの施設でも起こりうることですので，早い段階で地域の病院や保健所に相談し，支援を依頼しましょう。情報公開は安全対策の第一歩です。
⑩	×	ノロウイルス感染後も一定期間（2週間程度）は便からウイルスを排出しています。当面はオムツ交換後の手指衛生は石鹸と水道水による手洗いが望ましいです。

さて，何問正解しましたか？
3問以内：迷ったところや，分からなかったところについて本書をもう一度お読みください。
6問以内：もう少しで実践的な理解ができているレベルです。根拠を含めて本書でご確認ください。
9問以上正解：講師としてその知識を施設で広めてください。
できれば他のテストにも挑戦してください。

部署内環境チェック表	／
1　手指衛生環境	○／△／×
①　手洗い場には石鹸とペーパータオルとゴミ箱が設置されている。	
②　ペーパータオルホルダーの下には物品を保管していない。	
③　居室前の手指消毒薬の開封日が記載されている。	
④　（施設内で規定された）使用期限を超過していない。	
⑤　詰め替え容器（液性石鹸）は，洗浄後，乾燥させてから使用している。	
2　消毒剤の管理	○／△／×
①　ボトルに開封日が記載されている。	
②　薬剤の使用期限のチェックが行われている。	
③　消毒剤の継ぎ足しをしていない。	
④　浸漬消毒している器材が，完全に浸漬できている。	
⑤　次亜塩素酸ナトリウムの浸漬容器は遮光かつ蓋付きである。	
3　薬剤調製環境	○／△／×
①　手指消毒薬・手袋がすぐ使用できる所に設置されている。	
②　鋭利物の廃棄容器が血液等で汚染されていない。	
③　リキャップされたシリンジがない。	
④　調製台は汚れがなく，清潔である（事務用品を置いていない）。	
⑤　調製台は空調吹き出し口の直下に設置されていない。	
4　滅菌物・衛生材料・栄養剤の保管状況	○／△／×
①　滅菌物は扉がある棚や引き出しに収納されている。	
②　床から一定の高さ（20 〜 25cm）を確保して保管している。	
③　包交車の天板には手指消毒剤以外の物品を置いていない。	
④　床に直置きしていない。	
⑤　液体が跳ねて汚染されない場所である（近くに手洗い場・流し台がない）。	
5　水回り	○／△／×
①　スポンジは施設で規定した頻度で交換されている。	
②　スポンジの保管はラック等を利用して乾燥できるように工夫している。	
③　洗浄後の経管栄養器材は水の跳ね返りで汚染されない所に保管されている。	
④　ブラシが洗浄後の器材に触れていない。	
6　廃棄物の適切な分別	○／△／×
①　一般ごみ用の容器（可燃性廃棄物容器）に感染性廃棄物が混入していない。	
②　廃棄容器は手が触れずに廃棄できる仕組みになっている（特にオムツ）。	
③　鋭利な感染性廃棄物用の容器は，容器内が 8 割になったら廃棄されている。	
○の数／（合計）	
点数	

各項目は施設の状況に応じて修正して使用してください。
評価は任意です。点数化する場合は，○を 1 点，△を 0.5 点，×を 0 点などとしてください。

97

著者紹介

著 者：**四宮 聡**（しのみや さとし）

箕面市立病院 感染制御部 副部長
感染管理認定看護師

略 歴

2001 年　箕面市立病院に入職
2006 年　日本看護協会認定看護師教育課程を受講
2007 年　感染管理認定看護師資格を取得
2013 年　東京医療保健大学大学院 医療保健学研究科 感染制御学を修了（修士）
2014 年より現職

所属学会ほか

・日本環境感染学会
・日本医療機器学会
・日本手術医学会
・日本静脈経腸栄養学会
・日本看護管理学会
・米国感染管理専門家協会
・兵庫医科大学医療人育成センター認定看護師教育課程　非常勤講師
・東京医療保健大学和歌山看護学部　非常勤講師

介護施設のための
できる! 感染対策　改訂版

2017 年 10 月 5 日　第 1 版
2021 年 11 月 1 日　第 2 版第 1 刷©

著 者　四宮 聡
発行者　多賀友次
定 価　（本体 2,300 円＋税）

発行所　株式会社 リーダムハウス
　　　　〒 507-0063　岐阜県多治見市松坂町 1-110
　　　　TEL 0572-27-3059　FAX 0572-27-3288　www.readam.co.jp

© Satoshi Shinomiya 2021 Printed in Japan
印刷・製本　株式会社 シナノ
ISBN978-4-906844-22-7 C3047　　　　　　　　乱丁・落丁の場合はおとりかえします。